Kohlhammer *Pflege*

Wissen und Praxis

Die Herausgeber

Jürgen Hollick, Krankenpfleger mit der Weiterbildung zur Pflegedienstleitung, Dipl.-Pflegewirt (FH), ist als Bildungsreferent des Bildungswerkes des Verbandes der bayerischen Bezirke, Irsee, tätig.

Prof. Dr. Andrea Kerres, Dipl.-Psychologin, Professorin an der Kath. Stiftungsfachhochschule München, Fachbereich Pflege und Gesundheit.

Die Autoren

Elisabeth Meineke-Wolf, Krankenschwester mit der Weiterbildung zur Fachkrankenschwester für den Operationsdienst, Dipl.-Pflegewirtin (FH).

Christine Kolbe-Alberdi Vallejo, Krankenschwester, Dipl.-Krankenschwester, ist als leitende Krankenschwester im Gemeinschaftskrankenhaus Havelhöhe in Berlin tätig.

Sabine Frank, Krankenschwester, stellv. Stationsleitung, Kaufbeuren.

Jürgen Hollick
Andrea Kerres (Hrsg.)

Pflegevisite

Ein Praxisleitfaden für Krankenpflege
im Operationsdienst und die stationäre
Kranken- und Altenpflege

Verlag W. Kohlhammer

1. Auflage 2004

Alle Rechte vorbehalten
© 2004 W. Kohlhammer GmbH Stuttgart
Umschlag: Gestaltungskonzept Peter Horlacher
Gesamtherstellung:
W. Kohlhammer Druckerei GmbH + Co. Stuttgart
Printed in Germany

ISBN 3-17-016222-5

Inhaltsverzeichnis

Ein Patientenbericht

Jürgen Hollick

Wirklich entscheidend im Leben sind ja immer die Situationen, mit denen man keinesfalls rechnet.

Ich bin ein Mensch mit robuster Gesundheit, habe immer weniger Krankheitstage als Arbeitsjahre, kenne Ärzte nur aus der klinischen Arbeit, einen Hausarzt hatte ich nie. Im Krankenhaus war ich immer auf der Seite der Gesundheitsprofis, der gefragte Spezialist für Pflege und Ansprechpartner für alle großen und kleinen Wehwehchen. Selbst einmal krank zu sein entzog sich meiner Vorstellung, dazu war ich viel zu aktiv und auch körperbetont, dazu war ich immer zu gesundheitsbewusst, sportlich und gut ernährt.

An einem Samstagmorgen, unmittelbar nach dem Frühstück, wurde mein Selbstbild nachhaltig gestört. Ich war gerade dabei, mir die Hände zu waschen, als das Waschbecken verschwand, ebenso der Spiegel, die Ablage, die Tapete, kurz, das ganze Zimmer. Alles wurde von einem wild kreisenden Strudel aufgesaugt und in eine einheitliche gestreifte Welt verwandelt. Nach einigem heftigen Erbrechen, als ich eine erträgliche Rückenlage eingenommen hatte, machte ich mich zuerst daran, einige Tests mit mir durchzuführen. Ich überprüfte mit der hohlen Hand am Ohr den Blutdruck, dann den Puls ... es war schnell klar: das konnte kein Herzinfarkt sein, kein Problem des Kreislaufs. Als Nächstes standen neurologische Tests auf dem Programm: Ich zwickte mich in Beine und Arme, bewegte Finger, Zehen und Gesichtsmuskulatur und prüfte, ob wohl ein Apoplex die Ursache des Schwindels sein konnte. Aber sowohl Gefühl als auch Beweglichkeit waren vorhanden, auch hier war nichts Ungewöhnliches festzustellen.

Jede Art von Schmerzen oder sonst irgendein Unbehagen fehlte völlig, nur dieser unglaublich starke Schwindel, der immer, wenn ich die Augen öffnete, unmittelbar zu schwallartigem Erbrechen führte. Jeder Versuch wieder Sicherheit zu finden, schlug fehl, der Schwindel war weder durch Festhalten noch durch den Versuch einen Punkt zu fixieren eingrenzbar. Die Situation war für mich höchst erschreckend und ängstigte mich sehr.

Der herbeigerufene Notarzt klärte die Situation und diagnostizierte Morbus Menière, einen Drehschwindel, in meinem Fall von einem Ausfall eines Gleichgewichtsorgans verursacht. Die natürliche Folge war eine Einweisung in die nahe gelegene Universitätsklinik, die eine HNO-Ambulanz und somit auch die entsprechenden Spezialisten aufzuweisen hatte.

Die Aufnahme gestaltete sich anfänglich etwas schwierig, da ich keinen Hausarzt benennen konnte, die Aufnahmemaske des Computers einen solchen aber erforderte. Offensichtlich ist es für einen Großbetrieb des Gesundheitswesens unvorstellbar, dass es Menschen gibt, die keine ständige ärztliche Betreuung benötigen. Nachdem aber der Notarzt seinen Namen zur Verfügung gestellt hatte, ging es rasch auf Station.

Die kompetente und schnelle Notfallversorgung vermittelte ein Gefühl von Sicherheit, der Mediziner in der Ambulanz war sehr an einem persönlichen Kontaktaufbau interessiert, und die Pflegenden auf der Station waren freundlich und nahmen sich ausreichend Zeit für ein beruhigendes Wort.

Am nächsten Tag begann bereits am frühen Morgen die ärztliche Visite. Drei, durch den Schwindel nur schlecht erkennbare Personen, standen vor dem Bett und diskutierten den „Fall". Drei unterschiedliche Meinungen wurden ausgebreitet: stressbedingt, eine neurologische Ursache oder ein Untersuchungsfehler. Es gelang mir weder an diesem noch an den darauf folgenden beiden Tagen, mich in das Gespräch der drei Mediziner einzuklinken.

Die Wirkung auf mich war dementsprechend. Ich hatte keine Ahnung, was tatsächlich mit mir geschah, kannte weder die Symptome noch die Erkrankung, war nur unendlich hilflos und in einem mir bisher nicht bekannten Zustand. Zu dieser Verunsicherung trug die offensichtliche Uneinigkeit der Ärzte und die Unmöglichkeit, genauere Aussagen zu bekommen, bei. Ich hatte das Gefühl, keinerlei Kontrolle mehr über mich und über mein Leben zu haben. Mein seelisches Befinden zu diesem Zeitpunkt war an einem Tiefpunkt angelangt.

Dann erschien die Rettung: Am dritten Tag, kurz nach dem Mittagessen, trat eine kleine Gruppe von Pflegenden in mein Zimmer. Die meisten waren mir bereits bekannt, unter anderem war die Stationsleitung dabei. „Guten Tag, Herr Hollick, wir haben heute Pflegevisite und wollen auch mit Ihnen sprechen. Wie geht es Ihnen denn?" Ich war sehr erstaunt, aber gleich bereit, die Gunst der Stunde zu nützen und den Profis der eigenen Berufsgruppe mein Leid zu klagen. Innerhalb einiger Minuten war klar:

- Für die Pflegenden der Station war dieser Morbus-Menière-Patient kein größeres Problem. Die Erfahrung zeigt, dass dies bei Männern meines Alters relativ häufig vorkommt.
- Es gibt eine Reihe guter Maßnahmen, die der Betroffene für sich selbst unternehmen kann, um den bestehenden Schwindel etwas in den Griff zu bekommen.
- Es gibt die Möglichkeit für Patienten, sich an ihrer Pflege in gewissem Maße zu beteiligen, je nach eigener Leistungsfähigkeit.

- Die Pflegenden stehen auch zu einem späteren Zeitpunkt wieder als Ansprechpartner zur Verfügung und geben dafür den Termin der nächsten Visite bekannt.

Das Gespräch hatte auf meine Verfassung folgende Auswirkungen:

- Ich war beruhigt, was den Charakter der Erkrankung betraf. Zu hören, dass Spezialisten ihr kein großes Gefahrenpotenzial zuwiesen, war durchaus hilfreich.
- Die Möglichkeit, zu Maßnahmen zu greifen, mit denen man selbst den Verlauf der Erkrankung positiv beeinflussen konnte, war gerade in einer Situation, die von erheblichem Kontrollverlust geprägt war, ausgesprochen beruhigend (Ich machte die gymnastischen Übungen, die zur Bekämpfung des Schwindels dienen.) Gleiches galt für die Möglichkeit, in Absprache mit den Pflegenden auch selbst pflegerische Maßnahmen vorzunehmen (In meinem Fall war das Anhängen der Infusionsflasche und deren Kontrolle eine bedeutsame Aufgabe, da ich dadurch mehr zeitlichen Spielraum in der Tagesgestaltung erzielte).
- Die erneute feste Terminvorgabe war ein Aspekt der Sicherheit und gerade zur Strukturierung des doch oft sehr eintönigen Tagesablaufs im Krankenhaus hilfreich.

Diese erste Erfahrung mit einer Form der Pflegevisite (eine differenzierte Bezeichnung wird später noch diskutiert) war derartig positiv, dass ich zu dem Entschluss kam, weitere Informationen zu diesem Thema zu sammeln und es unter anderem in meinem Stationsleiterkurs aufzunehmen.

Einige der dabei gesammelten Erkenntnisse, Erfahrungen und Materialien wurden von uns als Grundlage für dieses Buch verwandt, in der Hoffnung, diese als so positiv erfahrene Maßnahme weiter zu verbreiten und sowohl die Diskussion über die Vorgehensweise als auch die dahinter stehenden Grundgedanken anzustoßen.

Mit ein Grund für das vorliegende Werk war, dass wir im Nachhinein auf eine bemerkenswert tiefgehende Begriffsverwirrung und auf eine sehr unterschiedliche Motivationslage zur Einführung der Pflegevisite stießen.

Wir möchten daher versuchen, neben einer begrifflichen Klarheit, sowohl unterschiedliche Möglichkeiten als auch die Grenzen der Pflegevisite aufzuzeigen. Die unterschiedlichen Perspektiven der beteiligten Autoren sollen ein Gelingen dieses Versuchs gewährleisten.

Jürgen Hollick
Andrea Kerres

Im Sommer 2003

1 Die Pflegevisite

Jürgen Hollick

Die Tatsache, dass ein Patientenbericht an den Anfang des Buches gestellt wurde, darf durchaus als Programm betrachtet werden.

In vorliegendem Titel handelt es sich um die Beschreibung einer Methode, die im Wesentlichen nur einen Zweck aufweisen kann: die Verbesserung der Pflegeleistung, wie sie vom Patienten erlebt wird. Weitere positive Effekte werden im Folgenden angesprochen und diskutiert, insbesondere die grundsätzlichen Auswirkungen methodischer Neuerungen auf berufspolitische Fragen. Dennoch liegt der Schwerpunkt auf dem Interesse des Patienten, dieses ist zumindest mittelbar immer Dreh- und Angelpunkt pflegerischer Bemühungen. `Ziel`

Demgemäß wird die Struktur des Buches so gestaltet sein, dass zunächst die Auswirkungen der Visite auf den Patienten und anschließend die auf andere Bereiche bearbeitet werden. Dies ist eine Vorgehensweise, die auch formal das eigentliche pflegerische Interesse ideal zu verdeutlichen vermag. Gleichwohl wird keineswegs vernachlässigt, dass natürlich auch indirekte, vor allem strukturelle und hierarchische Maßnahmen erheblich auf die Pflegeleistung Einfluss nehmen können. `Vorgehensweise`

1.1 Problemfelder

Um die Fragestellungen rund um den Komplex Pflegevisite umfassend bearbeiten zu können, ist eine Einteilung möglicher Problemfelder aus systematischen Gründen entlang einer Wirkungsweise von Pflege zweckmäßig. `Bereiche`

Daher ist hier auf Fragestellungen zu folgenden Bereichen abzuzielen:

- der Pflege von Patienten,
- der Zusammenarbeit innerhalb der Pflegegruppe,
- der Zusammenarbeit zwischen verschiedenen Hierarchiestufen.

Mit dieser Einteilung wird der Pflegevisite in erster Linie eine interaktiv-kommunikatorische Funktion zugewiesen, die sich auf die Schnittstellen `Schnittstellen`

- Patient (vgl. Kap. 1.1.1),
- Kollege (vgl. Kap. 1.1.2) und
- Vorgesetzter (vgl. Kap. 1.1.3)

bezieht. Diese Schnittstellen werden im Folgenden hervorzuheben sein. Es wird dabei deutlich, dass neben rein behandlerischen Aspekten auch Fragen der Kooperation, des Austauschs und der Hierarchie berücksichtigt werden. Nicht ohne Grund soll später (vgl. Kap. 7) auch ein Blick auf die interprofessionelle Zusammenarbeit geworfen werden. Diese Frage berührt nahezu alle der eben angeführten Aspekte.

1.1.1 Problemfeld Patienten

Orientierung an Funktionen

Die Arbeit auf Station war bis vor kurzem noch unhinterfragt von einer ausgeprägten Orientierung an Funktionen gekennzeichnet. Wenig beeinflusst von den individuellen Vorstellungen und Wünschen der Patienten wurden strikt arbeitsteilig Maßnahmen vollzogen, kranke Organe bearbeitet und der betroffene Mensch auf die rein körperliche Problematik reduziert. Diese Entwicklung, als „das Abhandenkommen des Patienten" (Engelhardt, S. 56) kritisch hinterfragt, führte zu einer Art der Behandlung, bei der sich Patienten oft alleine gelassen und trotz perfekter Einzelmaßnahmen unzureichend behandelt fühlten. Es darf dabei auch noch auf die Tatsache hingewiesen werden, dass die Reduktion des Menschen auf seine Organe die Wirksamkeit einer Behandlung reduziert, da Menschen eben aus mehr als nur Organen bestehen und auf vielfältige weitere Wirkfaktoren reagieren. Ein völliger Verzicht auf das, was als Ganzheitlichkeit bezeichnet werden könnte, ist also schon aus diesem Grund gar nicht möglich und auch nicht zweckmäßig.

Beteiligung des Patienten

Patienten benötigen eine Möglichkeit des persönlichen Austauschs, der Zuwendung. Allein die Annahme, dass alle Mitarbeiter über ihre Situation hinreichend informiert sein dürften, reicht kaum aus, sie in ihren Befürchtungen zu beruhigen und ihre offenen Fragen zu beantworten. Vielmehr wollen sie in ihre Behandlung mit einbezogen werden, Fragen stellen und beantwortet bekommen. Sie wollen Möglichkeiten sehen, wie sie selbst zur Gesundung beitragen können, und insgesamt weniger als zu behandelnde Objekte, sondern vielmehr als Beteiligte an einem gesteuerten Prozess einer Vielzahl von Maßnahmen angeschlossen sein.

> Merke:
> Die Visite stellt sowohl ein wichtiges, weil funktionales, Ritual dar als auch eine Plattform persönlicher Auseinandersetzung mit dem Patienten und einen Raum für dessen gesundheitsbezogene Information.

In den vergangenen Jahren wurde eine tief greifende Änderung dieser Situation in vielen Einrichtungen der Gesundheitspflege vollzogen. Mit strukturellen Eingriffen wie Bezugspersonensystem, Primary Nursing oder Bereichspflege wurde eine Zuordnung von Patienten zu einzelnen Pflegepersonen vorgenommen. Die „Named Nurse" (Wright) wurde zu einem Sinnbild für patientenzentrierte Pflege. Die persönliche Zuordnung von Patienten zu einzelnen Pflegepersonen als Gegenmodell zur Funktionspflege bekam nicht zu Unrecht den Anschein eines pflegerischen Qualitätsmerkmals. Die persönliche Beziehung zwischen Pflegenden und Patienten wurde zunehmend in den Vordergrund pflegerischer Überlegungen geschoben (vgl. Bauer/ Ahrens). Der Vorteil besteht darin, dass Patienten für ihre Ängste und Probleme einen vertrauten Ansprechpartner aufseiten der Gesundheitsprofis finden. Die Hemmungen, unangenehme Fragen anzusprechen, sind geringer, in der Pflege und Behandlung kann auch die persönliche Seite des Patienten berücksichtigt werden. Für die Pflegenden ergibt sich der Vorteil, dass sie den Patienten besser kennen lernen, seine besonderen Bedürfnisse und Eigenheiten erfahren und sich auf diese einstellen können. Daraus darf eine auf die individuelle Konstitution des Patienten abgestimmte Pflege erwartet werden, im besten Fall hoch intuitiv und in enger Kooperation mit dem Betroffenen.

Vorteile

Aus eigener Erfahrung kann allerdings berichtet werden, dass der Nachteil eines derartigen Systems bei allen unbestreitbaren Vorteilen darin liegt, dass Patienten nur mehr einen geringen Teil der für sie zuständigen Pflegepersonen kennen lernen. Bei deren Abwesenheit unterliegen sie leicht dem Eindruck weitgehender Verlassenheit. Auch kann bei ungünstigen Konstellationen, z. B. großer Altersunterschied, Geschlechtsspezifika usw., der Patient erneut in eine isolierte Situation gebracht werden. Ein Ausweichen auf andere Pflegende, die nicht als Bezugspersonen fungieren, ist systemgemäß durch die strikte Orientierung auf einzelne Pflegepersonen eher erschwert. Darüber hinaus ist durch die Konzentration der Hauptzuständigkeit auf nur eine oder wenige Pflegende dem Patienten die Sicherheit der Gruppe, die Vermutung einer ausdiskutierten Meinung nicht mehr gegeben. Er erlebt nicht mehr die spezifische Gruppenstärke der Pflegenden und deren gemeinschaftliche Kompetenz. Unsicherheiten bzgl. der Maßnahmen Einzelner können nur noch erschwert mit anderen Pflegenden besprochen werden. Die freie Wahl der Pflegeperson, in Analogie zur freien Arztwahl, wird weitgehend unterbunden. Gerade der Pflege, einer Dienstleistung, die stark auf Beziehung und

Nachteile

Vertrauen aufgebaut sein sollte, werden somit Strukturen vorgehalten, die dieser Intention manchmal entgegenstehen können. Das Bezugspersonensystem weist damit gelegentlich paradoxe Züge auf, insbesondere dann, wenn es zu einer Beziehungsverpflichtung bei den Patienten führt.

1.1.2   Problemfeld Kollegen

Fehlende Kommunikation

Gleichzeitig wurde eine zunehmende Autonomisierung der einzelnen Pflegepersonen innerhalb ihres Teams vorgenommen. Die neuen personenzentrierten Strukturvorgaben sind einerseits geeignet, die persönliche Beziehung zwischen einzelnen Pflegepersonen und ihren Patienten zu intensivieren und zu verbessern, haben andererseits aber eine zunehmende Differenzierung innerhalb der Pflegenden einer Station zur Folge. Die jeweilige Bezugsperson ist oft nahezu im Sinne einer teilautonomen Arbeitsgruppe so weitgehend selbstständig, dass stationsumfassende Methoden und generelle Vereinbarungen unter den Pflegenden fast ebenso schwer durchzusetzen sind wie ein tief gehender Informationsfluss. Die Erstellung eines inhaltlich konsistenten und wirksamen Stationskonzepts, das eine einheitliche Linie in der Arbeitsweise zeigt, ist unter solchen Umständen nur noch erschwert möglich, sollten nicht Kompensationsmöglichkeiten gefunden werden.

Fachliche Isolation

Neben dem Problem, dass die Kommunikation innerhalb der Gruppe der Pflegenden einer Station nur unter erschwerten Bedingungen möglich ist, führt diese Struktur auch zu fachlicher Isolation der Pflegenden. Gerade jüngeren Mitarbeitern ist es einerseits nicht mehr ohne weiteres möglich, ihre moderneren Wissensbestände aus der gerade beendeten Ausbildung unter den Kollegen zu verbreiten, andererseits wird es ihnen schwerer fallen, von den enormen Erfahrungswerten der älteren Kollegen zu profitieren. Dieser Austausch aber war es in der Vergangenheit, der zu erheblichen Synergieeffekten geführt hatte. Die Einrichtung von Stationsbesprechungen oder Mitarbeiterschulungen kann hierbei nur unzureichend Abhilfe schaffen, da gerade Erfahrungswerte idealerweise im direkten Kontakt mit Patienten weitergegeben werden. Die Einführung patientenorientierter Kasuistik kann hier bestenfalls ein erster Schritt in die richtige Richtung sein. Notwendig ist aber die gemeinsame Arbeit der Pflegenden mit einem Patienten.

1.1.3   Problemfeld Vorgesetzte

Wie bereits angesprochen, wird durch die zunehmende Autonomisierung eine stationsumfassende Regelung bestimmter Vorgehensweisen, eine Vereinheitlichung der Arbeitsmethoden erschwert.

Schon auf Stationsebene werden aufgrund vielfältiger organisatorischer Aufgaben die Führungspersonen also zunehmend von der Pflege mit dem Patienten isoliert und vom tatsächlichen Geschehen abgetrennt. Die Führungsfunktion der stationsleitenden Pflegeperson wird auf Formales reduziert, und selbst wenn dies nicht absichtlich geschehen sein sollte, wird es doch durch den Abbau verschiedener Schnittstellen vollzogen. Fungierte früher die Stationsleitung als die zentrale Anlaufstelle und Überwachungsperson, wird sie in einem personenzentrierten System fachlich kaum noch darauf Einfluss nehmen können, wie die einzelne Pflegeperson ihre Dienstleistung gestalten wird. Dies könnte soweit führen, dass Bezugsgruppen völlig unterschiedliche Pflegesysteme präferieren und innerhalb einer Station keine einheitlichen Pflegekonzepte mehr praktiziert werden. Die Station als wesentliche Gestaltungsgröße verliert dadurch zunehmend an Einfluss, individuelle Pflegekonzepte treten in den Vordergrund und verdrängen die inhaltliche Steuerung durch die Stationsleitung.

Dieser Prozess wird zusätzlich durch externe Determinanten noch forciert. Die weitgehende Verlagerung von organisatorischen Aufgaben auf die Ebene der Stationsleitungen zwingt diese vermehrt, sich aus dem eigentlichen Stationsgeschehen auszuklinken und übergeordnete Aufgaben zu erfüllen. Dies erinnert an die Entwicklung, wie sie auch bei den Pflegedienstleitungen vor Jahren aufgetreten war.

Auf der Ebene der stationsübergeordneten Pflegepersonen stellt sich die Situation noch prekärer dar. Sie sind in aller Regel vom Stationsgeschehen völlig abgekapselt und werden von den Pflegenden vor Ort als nicht mehr der Pflege, sondern dem Verwaltungsbereich zugeordnet erlebt (vgl. Büssing). Sie selbst haben dabei ein ähnliches Gefühl. Nicht selten trifft man bei leitenden Pflegepersonen auf die Sichtweise, dass sie sich zwar als Profis für Organisation, für Krankenhausrecht oder für Führung betrachten, eine speziell pflegerische Expertise allerdings erkennen sie eher für ihre nachgeordneten Mitarbeiter als für sich selbst.

Dies verstärkt die Trennung verschiedenen hierarchischen Ebenen der Pflege. Das wiederum schwächt die Position der Basis, da sie nicht mehr glaubwürdig von ihren Vorgesetzten vertreten werden können. Die Vorgesetzten verstehen mangels eigenem Erleben die Bedürfnisse ihrer Basis nicht mehr und können diese daher nur noch unzureichend oder gar nicht innerhalb des Systems Krankenhaus vertreten. Auch ein Gefühl der Zusammengehörigkeit wird nur noch bedingt entwickelbar sein, ist doch in der Realität kein gemeinsames Interesse mehr vorhanden. Die Tätigkeitsfelder sind in höchstem Maße unterschiedlich und die Interessenlage ebenso. Die Legitimation der Führungspersonen erfährt dabei eine Schwächung, da sie die Repräsentanz ihrer vielen Mitarbeiter nur unter erschwerten Bedingungen antreten können. In Diskussionen auf der Leitungsebene fällt es ihnen schwer, pflegerisch zu argumentieren. Sie fühlen sich geborgener in den Begriffen und Vorstellungsbereichen der Ökonomie und Verwal-

Isolation

Stationsübergeordnete Ebene

Verlust des Zusammengehörigkeitsgefühls

tung und können sich diesen Systembereichen auch leichter annähern. Damit verlieren sie eine wirksame Argumentationsebene, wenn es darum geht, Interessenssphären abzugrenzen.

Beispiel ärztlicher Dienst

Zur Verdeutlichung könnte ein Vergleich mit dem ärztlichen Dienst sinnvoll sein: Kein leitender Arzt käme auf den Gedanken, sich als Organisations- und Verwaltungsprofi zu betrachten, ohne seine ärztliche Rolle besonders zu betonen. Auch läge es ihm fern, jeglichen Kontakt zu den Patienten zu vermeiden und die qualifizierte Arbeit seinen Assistenten zu überlassen. Er wird ganz im Gegenteil sich auf ein bestimmtes Gebiet seiner Kunst spezialisieren und dahingehend weiterhin einzelne Patienten behandeln. Er wird als Ansprechpartner seiner Nachgeordneten für besonders problematische Fragen fungieren und mindestens einmal in der Woche einen Vormittag auf seinen Stationen verbringen. Im Rahmen dieser Chefvisite demonstriert er seine besondere ärztliche Kompetenz. Dies beruhigt seine Patienten, unterstützt seine Mitarbeiter und sichert seine herausragende Position.

1.2 Begriffserklärungen

Um nun die o. g. Maßnahme als eine Möglichkeit auch für die Pflege zu diskutieren, ist es wichtig, im Vorgriff darauf hinzuweisen, dass folgende Definitionen strikt entlang der skizzierten Problemstellung bearbeitet werden sollen.

Für eine Auseinandersetzung mit den Möglichkeiten, Chancen, aber auch Grenzen der Maßnahme Pflegevisite, ist zu einer möglichst eindeutigen Beschreibung dessen zu gelangen, was Pflegevisite überhaupt bedeutet, in welchen Zusammenhängen der Begriff üblicherweise benützt wird und welche Diskussionen darüber geführt werden können. Insbesondere die typisch pflegerische Komponente der Visite, die diese von der bisher durchgeführten Veranstaltung der Medizin unterscheidet, ist herauszuarbeiten.

Lateinische Grundbedeutung

Ein erster Schritt zur Begriffsentwicklung kann durch seine einfache Übersetzung dargestellt werden. Das lateinische Verb **„visitare"** bedeutet „besuchen, hingehen" und macht bereits eine relativ zielgerichtete Bewegung deutlich. Die erste Aktivität geht also von einer Person aus in Richtung auf eine andere. Sie ist eine interaktive und beziehungsgestützte Maßnahme. Die Visite ist folglich eine Gelegenheit des Kennenlernens und des Austauschs zwischen Patienten und der gesamten Gruppe der Pflegenden, einschließlich der Führungspersonen. Offen bleibt dabei die Zielsetzung der Bewegung und deren Ausprägung.

Form und Ziel

Konkreter beschreiben Heering/Heering die Bewegung, indem sie die Beteiligten nennen und dazu deren grundlegende Absicht beschreiben. „Die Pflegevisite ist ein regelmäßiger Besuch bei und ein Gespräch mit der/dem Klienten über ihren/seinen Pflegeprozess" (Heering/Heering 1996). Hier wird deutlich, dass diese Aktivität seitens der Pflegenden als typischer Teil einer Pflegemaßnahme betrachtet werden kann. Die Visite wird in dieser Definition nicht etwa als isoliertes Angebot unabhängig vom Patienten betrachtet, sondern nimmt innerhalb einer Pflegemaßnahme einen wesentlichen Raum ein. Sie bietet die Struktur für den Pflegeprozess und sichert damit die Orientierung der betreffenden Pflege-Schicht an den Bedürfnissen des Patienten.

Zu kurz griffe es allerdings, würde man die Pflegevisite nur als einen Besuch und ein wie auch immer geartetes Gespräch mit dem Patienten beschreiben. Berücksichtigt werden muss, dass diese Form der Gesprächskultur zwei wesentliche Aspekte aufweist, die ihr einen ganz speziellen Charakter verleihen.
Zum Ersten ist das Gespräch aufgrund der besonderen Form des Besuchs und der damit verbundenen Empfindungen relativ hoch ritualisiert, fast im Sinne eines Pflicht- oder Anstandsbesuches. Man bewegt sich zu einer ganz bestimmten Uhrzeit und in einer ganz bestimmten Zusammensetzung zum Zimmer des Patienten.
Zum Zweiten ist das Ziel des Besuchs eindeutig vorgegeben und aufgrund der ritualisierten Form kaum zu umgehen. Inhaltlich darf also davon ausgegangen werden, dass äußerst zielgerichtet vorgegangen wird. Nicht zur Debatte stehende Nebendiskussionen werden vermieden, Seitengespräche sind kaum zu erwarten. Erfahrungsgemäß ist die Gesprächsdisziplin bei einer Visite im Beisein des Patienten und der Kollegen deutlich höher als bei einer Übergabe, die sitzend und in einem Dienstzimmer stattfindet, oder bei einem nicht vorgeplanten Einzelgespräch zwischen Pflegenden und Patient.

Merke:
Die Pflegevisite stellt ein Angebot dar, das durch regelmäßige Besuche beim Patienten als Kontaktstelle und zur organisatorisch gefestigten Möglichkeit der Beziehungsaufnahme dient. Ressourcen und Probleme werden für die Pflegepersonen erkenntlich und dienen dazu, hieraus sich ergebende Maßnahmen und Ziele für den Aufenthalt festzulegen und diese immer wieder zu überprüfen.

Innerhalb des Pflegeprozesses kann die Pflegevisite sowohl als Instrument der Anamneseerhebung betrachtet werden als auch zur Diskussion und Beratung von Maßnahmen und deren abschließende Evaluation. Damit wirkt sie dieser Methode gegenüber als Sicherung und bietet gleichzeitig Unterstützung für die verantwortlichen Pflegepersonen im Fall komplizierter Fragestellungen oder umstrittener Planungen.

Pflegerisch-therapeutische Wirkung

Entgegen dieser Eingrenzung auf die rein kommunikative Seite kann die Pflegevisite auch als (Teil der) Pflegemaßnahme selbst betrachtet werden. Nicht nur auf den Austausch von Informationen begrenzt, kann für den Patienten auch die Möglichkeit eines Gesprächs oder einer strukturierten regelmäßigen Zuwendung von großer Bedeutung sein. Zu wissen, dass zu festgelegten, regelmäßigen Zeiten Pflegende in einer Gruppe zur Verfügung stehen, um Fragen zu stellen, Informationen auszutauschen und Rückmeldung über den Verlauf der Pflege zu geben, hat sicherlich eine über den rein inhaltlichen Anspruch hinausgehende Wirkung. So wie im Patientenbericht beschrieben, kann in dieser Visite auch eine eigene pflegerisch-therapeutische Wirkung vermutet werden. Voraussetzung ist, dass sie eine strikte Orientierung am Patienten und dessen Einbeziehung aufweist.

> **Definition:**
> Die **Pflegevisite** ist ein regelmäßiger Besuch beim Patienten und sowohl eine Gespräch mit ihm über seinen Pflegeprozess als auch Teil dessen in allen Bausteinen.

Austausch unter Kollegen

Gleichzeitig stellt die Pflegevisite auch eine Plattform des Austauschs zwischen den Pflegenden einer Station dar. Hierzu wird sie in Form einer Übergabe am Bett dazu verwandt, zwischen zwei Schichten auch über die Strukturen einer organisatorischen Zuordnung wie einem Bezugspersonensystem oder einem Pflegebereich hinaus die Pflegenden mit einem einzelnen Patienten bekannt zu machen und ins Gespräch zu bringen. Sie stellt einen gemeinsamen Informationsstand über jeden Patienten bei allen Pflegepersonen einer Schicht her, und dies auf eine patientenorientierte und integrierende Art und Weise.

Die Pflegevisite ist weiterhin geeignet, in Form einer Kasuistik Problemstellungen unter Einbeziehung des Patienten mit den Kollegen zu diskutieren, durch die Verbindung unterschiedlicher Wissenstatbestände und individueller Pflegekonzepte gemeinsame Erkenntnisse zu erzielen und eine Vereinheitlichung der Pflegeleistung zu schaffen. Die Pflegenden haben die Chance einer gegenseitigen Beratung, Fragestellungen werden direkt an ihrer Quelle besprochen, und die Position des Betroffenen wird dabei immer Berücksichtigung finden können. Insbesondere in Situationen, die stark von der Mitwirkung des Patienten abhängig sind, kann eine zielgerichtete Pflegevereinbarung getroffen werden. Für die verantwortlichen Pflegepersonen wird die Sicherheit einer Diskussion im Kollegenkreis vorgehalten, den Kollegen werden auch ungewöhnliche Entscheidungen der verantwortlichen Pflegeperson verdeutlicht werden können. Schwierige Fragestellungen werden von unterschiedlichen Perspektiven aus beleuchtet, und eine mangelnde Distanz der verantwortlichen Pflegepersonen wird durch die Sichtweise der anderen Pflegepersonen ergänzt. Es darf somit eine umfassende Vorstellung der Pflegenden über den Patienten erwartet werden.

> **Definition:**
> Die **Pflegevisite** stellt ein Instrument des strikt patienten-orientierten Austauschs, der Übergabe, der Fortbildung und der Erreichung von Planungssicherheit bei den einzelnen Pflegepersonen dar.

Neben der Bezugnahme auf den Patienten und die Kollegen stellt die Pflegevisite auch ein Instrument der Führung auf den unterschiedlichen Ebenen dar.

Einflussnahme der Stationsleitung

Die Stationsleitungen werden die Pflegevisite als ein Instrument nutzen können, um sich in die direkte Pflege mit dem Patienten bei den unterschiedlichen Kollegen einzuklinken. Sie werden sich dem Patienten als die Führungsperson präsentieren können, die nicht nur in Sachen Schreibtischarbeit eine Rolle spielt, sondern auch klar erkennbar in fachlicher Hinsicht einen Gesamtüberblick hat und eine Führungsfunktion aufrecht erhält.

Gegenüber den Mitarbeitern wird es der Führungsperson möglich werden, die Richtlinienkompetenz auszubauen, die methodische und inhaltliche Ausrichtung der Station zu beeinflussen und zu einer pflegerischen Vereinheitlichung zu führen. Dies ist nicht nur für die nachgeordneten Pflegenden, sondern auch für die Patienten von erheblicher Bedeutung, da so der besondere „Geist" der Station geprägt wird.

Noch deutlicher zeigt sich das Problem der Führung auf der Ebene der Leitungspersonen auf stationsübergeordneter Stelle, den Pflegedienst- oder Pflegebereichsleitern, gelegentlich auch der Direktionsebene. Leitende Pflegepersonen werden von ihren Mitarbeitern regelmäßig der Verwaltung zugeordnet, sie gelten nur selten als Mitglieder der eigenen Profession. Kaum jemals wird ein Mitarbeiter der Station in fachlicher Hinsicht Unterstützung bei seinen Vorgesetzten suchen, selten ein Vorgesetzter für seine hohe Pflegekompetenz bekannt sein. Dies schwächte die Position der Führungspersonen sowohl gegenüber den Mitarbeitern als auch in den Führungsebenen. Nur durch professionelle Kompetenz und durch die Fähigkeit, mit fachlichen Argumenten organisatorische und administrative Maßnahmen und Forderungen begründen zu können, wird eine regelmäßige Durchsetzung pflegerischer Interessen möglich sein. Diese Kompetenz ist aber nur im direkten Kontakt mit den Patienten und im Erleben der Mitarbeiter in der praktischen Arbeit möglich.

Pflegeleitung

In der Pflege scheint es nicht unüblich zu sein, dass Führungspersonen bei Fachfragen auf die Nachgeordneten verweisen. An dieser Stelle ist eine Visite durchaus geeignet, die Führungsperson in die Problemstellung von Patienten der Station einzuführen und sie mit umfassenden Kenntnissen auszustatten. Dabei werden sowohl objektive Sachverhalte als auch atmosphärische Fragen erörtert werden können.

> Definition:
> Die **Pflegevisite** ist ein Führungsinstrument der Pflege, das der Führung eine professionstypische Prägung verleiht und sich an den Patienten orientiert. In engem Kontakt zum Patienten und auf diesen ausgerichtet kann eine inhaltliche Gestaltung der Station vollzogen werden.

1.3 Vorgehensweise

Auf der Grundlage der Definitionen wird deutlich, wie das Vorgehen der Pflegevisite aussehen kann.

1.3.1 Orientierung am Patienten

Gleichberechtigung

Deutlich wird bei der ersten Definition, dass eine Pflegevisite kein Gespräch über, wohl aber ein Gespräch mit dem Patienten darzustellen hat. Der Patient wird wie bei einem Besuch üblich, als Gesprächspartner der Pflegenden betrachtet. Er hat die Rolle eines Mitwirkenden am Pflegeprozess und damit eines Gleichberechtigten. Der Begriff „Pflege auf Augenhöhe" zeigt, welche Haltung seitens der Pflegenden dabei im Hintergrund steht. Den Patienten ernst nehmen und seine Informationen in der Pflegeplanung verwerten wird selbstverständlich sein müssen in einer Situation, in der maximale Transparenz der pflegerischen Intentionen vorliegt.

Informationspflicht

Die bisweilen auftretende Frage, inwieweit der Patient denn überhaupt informiert sein dürfe, ist dabei obsolet. Weniger was man ihm mitteilen darf, sollte Thema dieser Diskussion sein, vielmehr woher man das Recht nehmen wollte, ihm etwas zu verschweigen. Bereits diese Fragestellung deutet auf eine änderungswürdige Haltung dem Patienten gegenüber hin, geht es doch immerhin um Dinge, die ihn als Person betreffen, um Informationen, die in allererster Linie Eigentum des Patienten sind. Ihn als erwachsenen Partner wahrnehmen bedeutet selbstverständlich auch, seine ureigensten Dinge, nämlich seine Gesundheit, ganz natürlich auch mit ihm zu besprechen.

Einbeziehung

Von Beginn der Visite an ist der Patient durch eine entsprechende Fragestellung mit einzubeziehen. Es deutet auf eine geschickte Vorgehensweise hin, die Informationen, die der Patient geliefert hat, sofort in die Pflegeplanung einzuarbeiten. Damit wird sichergestellt, dass nicht doch das alte Verhalten der Gesundheitsspezialisten zum Tragen kommt, die im Patienten ein zu bevormundendes Objekt ihrer Professionalität gesehen haben und ein Interesse an seinen Aussagen bestenfalls als Lippenbekenntnisse in den Raum gestellt haben. Peplau beschreibt diese Situation trefflich: „Was tausend Patienten sagen ändert gar nichts, die Pflegenden werden keinesfalls darauf Acht geben. Sie haben eine vorgeschriebene Methode, die ihnen angibt, was sie sehen werden, und damit sind sie nicht mehr fähig, irgendetwas anderes am Patienten zu bemerken" (Peplau, 1995).

> **Merke:**
> Die sachgerechte Durchführung einer **Pflegevisite** beugt dem „Abhandenkommen des Patienten" vor. Sie wird ihn mit einbeziehen und durch die Teilnahme der Kollegen eine Vielfalt in den Sichtweisen schaffen.

In einem gemeinsamen Gespräch werden Informationen ausgetauscht. Die Pflegenden sammeln anamnestische Daten und geben im Gegenzug dem Patienten Informationen über die gesundheitlichen Tatsachen, aber auch über ihre persönliche Meinung, über ihre Wahrnehmungen und Wünsche. Es kann aus Gründen der Selbstdisziplin sinnvoll sein, den Patienten zu jeder Information, die man ihm gibt, gleichzeitig zu seiner Meinung zu befragen und seine persönliche Position zu eruieren. Das, was sich entwickeln soll, ist in der Tat ein Gespräch im wahrsten Sinne des Wortes, bei dem Informationen ausgetauscht und Positionen beschrieben werden. Je mehr dieses Gespräch zu einem Austausch zwischen Gleichberechtigten wird, desto eher besteht die Chance, dass die traditionelle Unmündigkeit der Patienten einer Unterhaltung zwischen Erwachsenen ganz im Sinne der Transaktionsanalyse weicht.

Austausch

Die Rolle der Pflegenden ist dabei auch, sich der Bedeutung dessen, was der Patient erzählt, klar zu werden. Sich in die Position des Patienten versetzen und auch auf implizite Signale achten wird gerade in dieser ritualisierten Situation besonders wichtig sein. Denn anders als im persönlichen Gespräch innerhalb der Bezugsstruktur, hat das Gespräch während einer Visite einen fast offiziellen Charakter. Das ermöglicht es eher, zwischen den Zeilen zu lesen und zu verstehen, was der Patient wirklich mitteilen will. Diese Wahrnehmung dem Patienten als solche zu spiegeln („Ich erlebe Sie gerade sehr aufgeregt, kann das daran liegen, dass …?"), sie ihm gegenüber zu interpretieren und ihn nach seiner Meinung dazu zu befragen, kann zu einem tiefer gehenden Verstehen führen. Auf der Grundlage dieses Verstehens lässt sich mittelfristig eine Pflege entwickeln, die den Patienten weitgehend und umfassend als ganze Person in die Pflegeplanung mit einbezieht und damit für eine effizientere und würdigere Form der Pflege sorgt.

Verstehen

Passive Wirkung

Gleichzeitig stellt diese Art der Auseinandersetzung mit dem Patienten eine Form der Intervention dar. Wenn es gelingt, ein tieferes Verstehen der Meinungen, Hoffnungen und Ängste des Patienten zu erringen, wird dies zu größerem Vertrauen seitens des Patienten führen. Bereits durch dieses Gespräch, ritualisiert einerseits, in höchstem Maße zielgerichtet andererseits, kann eine Erleichterung beim Patienten eintreten. Die psychosomatischen Zusammenhänge zwischen Erkrankungen werden auf eine derartige Vorgehensweise ansprechen, es darf mit einer verbesserten Gefühlslage des Patienten gerechnet werden, mit mehr Ruhe und weniger Angst.

Die Möglichkeit, in einer Runde Fragen stellen und Probleme besprechen zu können, wird zur Beruhigung des Patienten beitragen können. Das, was in der Einführung als so unangenehm beschrieben wurde – dieses Gefühl des Patienten, aus dem Gespräch der Ärzte ausgeschlossen zu sein –, wird bei dieser Vorgehensweise der Pflege zu mehr Sicherheit aufseiten des Patienten führen.

1.3.2　Orientierung am Kollegen

Schaffung einer Diskussionsgrundlage

Grundsätzlich liegt die Leitung einer Pflegevisite immer bei der verantwortlichen Pflegeperson, also der Bezugsperson, der Primary Nurse o. ä. Diese stellt den Patienten vor und strukturiert die Eingangsfragen. Sie wird auch im Falle einer Fragestellung ihre Vorgehensweise beschreiben und sich damit der Diskussion stellen. Es ist an dieser Stelle von Bedeutung, sich zu überlegen, bis zu welchem Punkt der Patient mit einbezogen wird. Grundsätzlich ist davon auszugehen, dass der Betroffene immer am besten über sich selbst Bescheid weiß und daher weitgehend als Informationsquelle dienen kann.

Meinungsaustausch

Die Kollegen werden den Patienten befragen und eine Bestätigung oder Widerlegung ihrer eigenen vorgefassten Meinungen suchen. Gelegentlich werden bereits bei der Befragung des Patienten die Standpunkte der Kollegen deutlich werden. Dennoch gilt es, den Eindruck zu vermeiden, als lägen bei den Pflegenden unterschiedliche Auffassungen über die zu planende Pflege vor. Dies wäre geeignet, den Patienten zu verunsichern und zu ängstigen. Grundlegend unterschiedliche Positionen sind intern zu diskutieren, was allerdings nicht davon abzuhalten braucht, Detaildifferenzen unter Einbeziehung des Patienten zu besprechen. Die Frage: „Wie würden Sie zu folgendem Vorschlag stehen?" kann dem Patienten das Gefühl vermitteln, als Gesprächspartner ernst genommen zu werden. Grundsätzlich ist aber mit solchen Fragestellungen sehr zurückhaltend umzugehen, meist ist es zweckmäßig, einen Dissens im Anschluss an die Visite zu besprechen. Grundsätzlich wird die planende und verantwortliche Pflegeperson die letzte Entscheidung treffen.

Bei Unsicherheiten in der Planung der Pflegemaßnahmen ist die Pflegevisite ein geeignetes Instrument, diese zu diskutieren. Die Bezugsperson wird nicht alleine gelassen, sondern stellt ihre Meinung den Kollegen vor. Mit deren Kenntnisstand und Erfahrungen können sie zur gemeinschaftlichen Neubewertung einer Situation gelangen. Die Bezugsperson bringt dabei ihre besondere Nähe zum Patienten mit ein, während die Kollegen eine eher distanzierte Perspektive beschreiben können. Aus beiden Sichtweisen gemeinsam kann dann ein komplexes Bild des Patienten entstehen.

Gemeinsame Planung

Auch die unterschiedliche Einschätzung von Patienten durch Berufsanfänger und erfahrenere Kollegen kann zu einer mehrdimensionalen Abbildung des Patienten führen. Die eher auf Wissen gestützte Sichtweise der Berufsanfänger kann in einer Diskussion, die strikt an Person und Situation eines einzelnen Patienten festgemacht ist, durch die stark intuitive und erfahrungsgestützte Sichtweise des altgedienten Kollegen ergänzt werden. Beide Beteiligten können an dieser Stelle sehr viel von einander lernen. Dass dies durchweg an der Person eines spezifischen Patienten vollzogen wird, unterstreicht die für die Pflege typische Orientierung.

Mehrdimensionalität

Bei besonderen Belastungen kann durch die Visite die Vulnerabilität der Pflegeperson verringert werden. Der Austausch mit Kollegen kann, eine entsprechende Kommunikationsstruktur vorausgesetzt, nahezu die Funktion einer Supervision übernehmen. Das Gespräch mit Kollegen, die sich einerseits in ähnlichen Arbeitsumständen befinden, andererseits aber nicht mit derselben Intensität in die Beziehung eingebunden sind, kann in schwierigen Situationen eine hilfreiche Unterstützung sein.

1.3.3 Die Orientierung am Vorgesetzten

Es wurde bereits die These aufgestellt, dass die patientenferne Position der Vorgesetzten in der Pflege zu einer Schwächung von deren Stellung im Krankenhauswesen beiträgt.

> Merke:
> Die Durchführung einer **Pflegevisite** durch Vorgesetzte oder zumindest in ihrem Beisein kann an dieser Stelle eine wesentliche Verbesserung erzeugen.

In erster Linie wird die Teilnahme der Vorgesetzten an einer Pflegevisite deren Integration innerhalb der Station fördern. Dabei ist es allerdings notwendig, dass die Vorgesetzten tatsächlich eine Führungsrolle einnehmen. Dies gelingt nur, wenn sie auch in fachlicher

Integration durch fachliche Kompetenz

Hinsicht überzeugen können. Denn es wird kaum möglich sein, die Mitarbeiter durch reines Leitungsverhalten von der Kompetenz der Leitungsperson zu überzeugen. Vielmehr muss diese durch Spezialisierung und hohes Fachwissen herausragen. Leitende Pflegepersonen verbringen viel Zeit mit der Informationssammlung, mit Bildungsmaßnahmen auf nicht pflegerischem Gebiet. Sich wieder auf Pflegefragen zu konzentrieren kann zu erheblichem Gewinn von Respekt bei den Mitarbeitern führen.

Es ist wichtig, die regelmäßige Lektüre von Fachliteratur aufrechtzuerhalten, um die Mitarbeiter bei der Pflegevisite auch umfassend beraten zu können. Hier gilt es nicht, eine Checkliste abzuarbeiten, um festzustellen, ob auch alles im Umfeld des Patienten sauber geputzt ist, ferner mit einem Wissen aufzuwarten, das völlig von den Leistungsanforderungen der Basis entfernt ist. Im Gegenteil hat die leitende Pflegeperson im Verlauf der Visite die Chance, sich als eine Fachperson des Gesundheitswesens zu profilieren, indem sie hohes Fachwissen aufweist und dieses in der konkreten Situation mit einem Patienten auch umzusetzen versteht.

Beeinflussung der Kommunikationsstruktur

Im persönlichen Kontakt mit dem Patienten wird es der leitenden Pflegeperson möglich, nicht nur Fakten über die Pflegesituation zu erfahren, sondern auch Stimmungen und andere unspezifische Wirkfaktoren zu erspüren. Die leitende Pflegeperson wird in die Lage versetzt, Stimmungen mit zu beeinflussen und im Zweifelsfall mit gutem Beispiel voranzugehen. So kann z. B. eine Führungskraft, die in ihrem Leitbild auf Kommunikation setzt, den Pflegenden auf Station deutlich machen, dass sie im Umgang mit Patienten und Mitarbeitern dieses Postulat auch selbst befolgt. Mit gutem Beispiel voranzugehen kann bedeuten, dass die Führungsperson den Kontakt mit den Patienten nicht scheut, auf diese mit offenem Herzen zugeht und sich wirklich interessiert an den Angelegenheiten der Patienten zeigt. Dass Gleiches auch für die Mitarbeiter gelten muss, sollte sich von selbst verstehen.

Kontrolle und Steuerung von Maßnahmen

Selbstverständlich kann die Visite auch zu einer Überprüfung der Arbeitsleistung der einzelnen Pflegeperson oder der ganzen Station dienen. So kann z. B. getestet werden, inwieweit die Station tatsächlich personenzentriert organisiert ist. Nicht etwa aus dem Dokumentationssystem geht vor, ob eine Station das erwartete Bezugspersonensystem durchführt, nicht aus einer Zuordnungstafel oder weil es einem berichtet wird. Ausschließlich die Frage an den Patienten, wer denn seine Bezugsperson sei, schafft hier Klarheit. Weitergehende qualitative Beurteilungen erlauben dann Fragen nach qualitativen Aspekten, z. B. welche Vereinbarungen es zwischen dem Patienten und der Pflegeperson für die nächste Woche gibt. Gibt der Patient darauf eine stichhaltige Antwort, kann davon ausgegangen werden, dass auf dieser Station ein Bezugspersonensystem eingerichtet ist und erfolgreich gepflegt wird. Mittels dieser Vorgehensweise kann eine Plattform für verschiedene Maßnahmen innerhalb eines Qualitätssicherungssystems gefunden werden.

1.3.4 Resumee

Auch wenn theoretisch zumindest bei den beiden letzten Orientierungen die Visite auch ohne Patienten, im Sinne einer reinen Kasuistik, durchgeführt werden könnte, so ist doch die Beteiligung des Patienten in den allermeisten Fällen wünschenswert. Die Pflege ist eine Dienstleistung, die in keinem Fall patientenfern vollzogen werden kann. Es wäre daher nahezu widersinnig, würde man einen wesentlichen Teil ohne die Pflegeempfänger durchführen. Dennoch kann dies in wenigen Ausnahmefällen gelegentlich sinnvoll sein. Vor allem immer dann, wenn der pflegerische Entscheidungsfindungsprozess noch nicht abgeschlossen ist, wenn noch hitzige Diskussionen zu dem Thema zu erwarten sind. Auch bei sehr schwer Kranken oder in der Situation des nahen Todes gebieten es Höflichkeit oder Pietät von einer Kasuistik am Bett des Kranken Abstand zu nehmen. Die Entscheidung hierzu sollte aber immer sehr seriös und nur dann gefällt werden, wenn es wirklich im Interesse des Patienten ist, nicht um sich einen Informationsvorsprung aufrechtzuerhalten oder weil man den Patienten nicht für geeignet hält, mit den Fakten umzugehen, die ihn selbst am meisten betreffen. Letzteres wäre eine völlig unangemessene Art der Entmündigung und ist bei einer Profession wie der Pflege, die sich so sehr auf ihre Patientenorientierung beruft, inakzeptabel.

Mit nachstehenden Beiträgen sollen zu den bisher gemachten Überlegungen einige Berichte aus der Praxis mitgeliefert werden:
Im ersten Beitrag beschreibt die Autorin ein Projekt zur Einführung der präoperativen Pflegevisite. Die beiden folgenden Untersuchungen diskutieren die direkte Wirkung der Pflegevisite auf die Patienten. Im anschließenden Beitrag beschäftigt sich die Verfasserin mit den Vorund Nachteilen der Dienstübergabe am Krankenbett. Der abschließende Beitrag wird verdeutlichen, wie die Struktur der Pflegevisite eine Schnittstelle zur Arbeitsstruktur des ärztlichen Dienstes darstellt und damit zur Entwicklung eines multiprofessionellen Teams beitragen kann.

Grenzen der Pflegevisite und Ausblick

1.4 Literatur

Engelhardt, Karl-Heinz (1999): Kranke Medizin. Agenda Verlag
Wright, Stephen (1999): Sacred Space. Elsevier Science Health Service
Bauer, Rüdiger/Ahrens, Ruth (1998): Psychotherapie und Psychosomatik in der Pflege. Ullstein Medical
Heering/Heering (1996): Pflegevisite und Partizipation. Ullstein Medical
Peplau, Hildegard (1995): Interpersonale Beziehungen in der Pflege. Recom Verlag
Büssing, Andre (1992): Organisationsstruktur, Tätigkeit und Individuum. Huber Verlag

2 Der Pflegeprozess im OP und die präoperative Pflegevisite

Elisabeth Meineke-Wolf

2.1 Die besondere Situation der Patienten im OP

2.1.1 Angst

Die Tatsache, dass dem Patienten eine Operation bevorsteht, bedeutet für ihn immer eine Extremsituation, die mit Stress und Angst verbunden ist. Die psychische Befindlichkeit vor und nach chirurgischen Eingriffen hat Höfling in einer Studie untersucht. Er beschreibt, dass präoperativ 95 % aller befragten Patienten an Angst litten, davon 43 % an diffusen Ängsten, bei denen die Art oder Quelle der Angst nicht charakterisiert werden konnte, 34 % an Verletzungsängsten physischer und psychischer Art, 8 % an Schuld- und Trennungsängsten sowie 6 % an Schamängsten (Höfling 1988).

Hintergründe

Zu den diffusen Ängsten lässt sich sicher auch die Angst vor der unbekannten Umgebung, den fremden Geräuschen, den „vermummten", unpersönlichen Menschen, der Ungewissheit, was auf einen zukommt, und der zu erwartenden Diagnose zählen.

2.1.2 Kommunikation und Interaktion

Die in der Regel auf der Station verabreichte Prämedikation führt häufig zu einer herabgesetzten Reaktions- und Aufnahmefähigkeit. Aus Tradition und organisatorischen Gründen werden die Patienten in fast allen Kliniken aufgefordert, vor der Operation den nicht festsitzenden Zahnersatz herauszunehmen und auf der Station zu lassen, gleiches gilt für die Brille und das Hörgerät. Ohne Zähne, Brille und Hörgerät fühlen sich die meisten Patienten nicht nur in ihrer Persönlichkeit reduziert, sondern sind gegebenenfalls auch nicht in der Lage, zu sprechen, jemanden zu erkennen oder auf Anweisungen zu reagieren.

Patienten, die in Vollnarkose operiert werden, müssen sich zu 100 % auf die Mitarbeiter im OP verlassen und sind von Kommunikation und Interaktion völlig ausgeschlossen.

2.1.3 Gründe für den Pflegeprozess im OP

Kontinuität geplanter
Pflege

In der prä- und postoperativen stationären Patientenversorgung wird der Pflegeprozess mehr oder weniger konsequent angewendet. Die Zeit, die der Patient im OP verbringt, erscheint von pflegerischer Seite aus nicht in der Dokumentationsmappe auf Station. Diese Lücke gilt es zu schließen.

Die genannten Besonderheiten wie Angst und eingeschränkte Kommunikation und Interaktion machen es unbedingt erforderlich, die benötigten Informationen vom Patienten bereits am Vortag bei der Pflegevisite in einem Pflegeanamnesegespräch zu erhalten. In dem Gespräch kann Angst durch Information reduziert werden, die nötige Kommunikation ohne medikamentöse Beeinträchtigung erfolgen und Handlungen im Vorfeld abgesprochen werden.

Schnittstellen

Schnittstellen, wie die zwischen der Operationsabteilung, gegebenenfalls der Anästhesieabteilung und den Stationen, sind prädestinierte Fehlerquellen bei der Weitergabe wichtiger Informationen über den Patienten. Unstrukturiert, oft auch unter Zeitdruck werden bei der Übernahme des Patienten noch schnell Angaben gemacht, Fragen beantwortet oder auf neueste Befunde hingewiesen. Wenn dann möglicherweise Unterlagen fehlen, so ist diese Tatsache eher Gegenstand der Diskussion als der Patient, der eigentlich im Mittelpunkt stehen sollte. Eine präoperative Pflegevisite ist mit dem Aufsuchen des Patienten und damit der Station verbunden. Sie ermöglicht die nötige Kommunikation mit den Mitarbeitern einer Station, so dass eine ausführliche Übergabe an der OP-Schleuse entfällt.

Kenntnis der
Dokumentationssysteme

Im Krankenhaus existieren die unterschiedlichsten Dokumentationssysteme. Auf den Stationen werden Daten erhoben, die den Mitarbeitern im OP zur Verfügung stehen und eine wichtige Informationsquelle, z. B. über Allergien, darstellen können. Dokumentationssysteme im OP unterscheiden sich erheblich von denen der Stationen, da sie eine andere Zielsetzung haben. Es werden operationsabhängige Daten, wie Zählprotokolle, Schnitt-/Nahtzeit, Namen der an der Operation beteiligten Personen, Patientenlagerung und Platzierung der Neutralelektrode, dokumentiert, um nur einige zu nennen. Die unterschiedlichen Inhalte der Dokumentationen und die Entfremdung des OP-Pflegepersonals von den Stationen haben zur Folge, dass aktuelle Termini und auch der Umgang mit den auf den Stationen üblichen Systemen im OP weniger bekannt sind, so dass benötigte Informationen erst gesucht werden müssen.

Eine präoperative Pflegevisite mit Pflegeanamnese setzt die Beschäftigung und den Umgang mit vorliegenden Dokumentationen voraus, da eine Vorabinformation der Pflegeperson ein gezielteres Vorgehen im Gespräch ermöglicht.

Gesetzliche Grundlagen

Das neue Krankenpflegegesetz, das ab dem 1.1.2004 in Kraft tritt, legt in seinen Ausbildungszielen (§ 3) folgendes fest: „Die „Aus-

bildung für die Pflege [...] soll insbesondere dazu befähigen, die folgenden Maßnahmen eigenverantwortlich auszuführen:
a) Erhebung und Feststellung des Pflegebedarfs, Planung, Organisation, Durchführung und Dokumentation der Pflege,
b) Evaluation der Pflege, Sicherung und Entwicklung der Qualität der Pflege"
(Gesetz über die Berufe in der Krankenpflege, 2003). Da auch im OP Pflege stattfindet, darf der Pflegeprozess also nicht vor der Tür des OP-Saales aufhören.

Ebenso fordert beispielsweise die Weiterbildungs- und Prüfungsordnung zu Fachkrankenschwestern, -pflegern für den Operationsdienst (WeiV-OP) von 1995, gültig für das Land Nordrhein-Westfalen, den Pflegeprozess. In § 1 werden die Ziele der Weiterbildung und die Aufgaben der Pflegekräfte für den Operationsdienst genannt: „1. Fach- und sachkundige, umfassend geplante Fachpflege der Patienten..." In der Anlage 1 zu § 3 ist die theoretische und praktische Weiterbildung im Einzelnen festgelegt. Unter Punkt 1.2.1 werden 30 Stunden pflegewissenschaftliche Grundlagen zu „Pflegeprozess, Pflegetheorien, Pflegemodelle, Pflegekonzepte bezogen auf den OP-Dienst, Einführung in die Pflegeforschung, Qualitätssicherung" als Inhalte der theoretischen Weiterbildung gefordert (Weiterbildungs- und Prüfungsordnung zu Fachkrankenschwestern, -pflegern, Fachkinderkrankenschwestern und -pflegern für den Operationsdienst, 1995).
Die geplante Fachpflege als Ziel beinhaltet auch den Pflegeprozess. Die Frage, ob diese Tätigkeiten von nicht examiniertem Personal, z. B. technischen Operationsassistenten, übernommen werden können, muss mit einem klaren Nein beantwortet werden, soll aber hier nicht weiter diskutiert werden.

Im Sozialgesetzbuch V § 137 werden die zugelassenen Krankenhäuser verpflichtet, „sich an Maßnahmen der Qualitätssicherung zu beteiligen. Die Maßnahmen sind auf die Qualität der Behandlung, der Versorgungsabläufe und der Behandlungsergebnisse zu erstrecken" (Klie/Stascheit 1996).
Der Pflegeprozess im OP kann hier als Teil eines ganzheitlichen Konzepts verstanden werden, der es im Sinne eines Problemlösungsprozesses ermöglicht, Pflege zu evaluieren und somit als ein Instrument der Qualitätssicherung zu gelten hat. Gille u. a. sehen in der abteilungs- und berufsgruppenübergreifenden Qualitätssicherung einen Lösungsansatz, um eine patientenspezifische Pflegeplanung auch unter knappen personellen und zeitlichen Ressourcen durchzuführen (Bundesministerium für Gesundheit (Hrsg. 1997)).

Pflegerische Qualitätssicherung

Zunehmend muss Krankenpflege im Operationsdienst darstellen, warum es überhaupt notwendig ist, Krankenschwestern und Krankenpfleger im OP einzusetzen. Im Rahmen der Kostenminimierung sind technische Operationsassistenten, die ausschließlich für die Tätigkeiten einer Operationsabteilung ausgebildet werden ohne vorher eine Krankenpflegeausbildung absolviert zu haben, sowie Hilfskräfte

Transparenz der pflegerischen Arbeit im OP

weniger kostenintensiv. Klohmann (1997) führt diesen Trend unter anderem zurück auf die fortschreitenden Technologien, beispielsweise die minimal-invasive Chirurgie, und sieht die Gefahr einer schleichenden Ablösung der Pflegeberufe durch technische Berufe.

Mittels des erfolgten und schriftlich fixierten Pflegeprozesses lässt sich nachweislich dokumentieren, was Krankenpflege im OP an Pflege tatsächlich leistet und wie dringend notwendig es für die ganzheitliche Versorgung der Patienten ist, dass qualifizierte Pflegefachkräfte diese Tätigkeiten übernehmen.

Abrechnungs-
systeme im OP

Leistungen sollen nach dem Willen des Gesetzgebers zunehmend patientenbezogen zugeordnet und abgerechnet werden. In Anlehnung an den ICD-Schlüssel der medizinischen Diagnosen und den ICPM-Schlüssel für die Operationen wird im Auftrag der WHO an einem Klassifikationssystem der pflegerischen Diagnosen und Interventionen (ICNP) gearbeitet. Damit sollen eindeutige Definitionen gegeben werden, die es der Pflege ermöglichen, durch eine einheitliche, gemeinsame Fachsprache, objektive und vergleichbare Daten zu erhalten. Diese Daten lassen sich dann in moderne EDV-Systeme integrieren und dienen als Grundlage von Leistungsnachweisen und Abrechnungen.

2.1.4 Literatur zum Pflegeprozess im OP und zur präoperativen Pflegevisite

In gängigen deutschsprachigen Hand- oder Lehrbüchern für den Operationsdienst werden technische Operations-Ablaufbeschreibungen gegeben und erklärt. Die Versorgung des Patienten durch das Krankenpflegepersonal wird eher beiläufig und der Pflegeprozess gar nicht erwähnt. Stellvertretend dafür sei das Buch „Aktuelle Pflegetechniken im OP" von Beranek/Schreuers (1993) genannt, in dem es um die Pflege der technischen Instrumente und Apparate, nicht aber um die Pflege der Patienten geht.

Der Einführungsband „Praxis im Operationsdienst" des Ethicon OP-Forums (1990) beschreibt ganz knapp den Pflegeprozess in vier Schritten, wie er möglicherweise auf die Situation der Patienten in der Operationsabteilung übertragen werden kann. Es wird festgestellt, dass eine schriftliche Form der Pflegeplanung meist noch nicht vorliegt.

Die schweizerische Interessengruppe des Pflegekaders im Operationsdienst SBK hat 1991 im Rahmen des Qualitätssicherungsgedankens Standards für das Pflegepersonal im OP erarbeitet. Ihr Leitgedanke setzt voraus, dass der Pflegeprozess kontinuierlich während des ganzen Spitalaufenthalts gewährleistet ist. In ihren Standards zur prä-, peri-, intra- und postoperativen Pflege ist eine systematische, geplante und evaluierte Pflege erkennbar, auch wenn der Pflegeprozess für das Individuum nicht als solches genannt ist und der Begriff Pflegevisite nicht auftaucht.

Döbler greift als erste deutsche Autorin 1989 das Thema Pflegetheorien und Pflegeprozessmodell für die Pflege im Operationsdienst auf. Für sie trägt der Pflegeprozess zu besserer Teamarbeit und zum Verständnis der Berufsgruppen untereinander bei (Döbler 1989). Seine Anwendung setzt aber auch voraus, dass das berufliche Selbstverständnis der Personen, die in Funktionsabteilungen eines Krankenhauses arbeiten, geklärt ist (Döbler 1990). Sie fordert, dass Pflege auch in einer Funktionsabteilung gewährleistet sein müsse und sieht in der vermehrt anfallenden Behandlungspflege keine Kontraindikation zur Anwendbarkeit des Pflegeprozesses (Döbler 1989). Mit der Übertragbarkeit der zwölf Lebensaktivitäten nach Roper befasste sich neben Döbler auch Wenger. Sie stellt jeder Aktivität des täglichen Lebens (ATL nach Juchli 1994) die entsprechende Bedeutung im OP gegenüber. Auch für sie ist der Pflegeprozess ein wichtiger Bestandteil einer sinnvollen und patientenzentrierten Arbeit im OP, der bereits am Vortag beginnt. Die Inhalte der Pflegevisite werden beschrieben, wenngleich auch hier der eigentliche Begriff Pflegevisite nicht verwendet wird (Wenger 1990).

Deutsche Literatur

Die amerikanische Literatur befasst sich sehr intensiv mit dem Pflegeprozess im OP. Die „Standards of Perioperative Nursing Practice", 1981 revidiert von der „Association of Operating Room Nurses (AORN) and the Executive Committee of the American Nurses Association (ANA) Division on Medical-Surgical Nursing Practice", sind Grundlage der Bearbeitung bei Groah (1990), Atkinson (1992), Long (1993) und Alexander's (1995). Diese Standards entsprechen denen, die für die allgemeine Pflege Gültigkeit haben. Groah beschreibt das präoperative Assessment und greift außerdem die kulturellen Unterschiede in der Beziehung zum Gesundheitszustand auf. Atkinson misst der Beziehung zwischen Pflege und Patient große Bedeutung bei und beschreibt ausführlich die präoperative Pflegevisite in ihrer Bedeutung für die Beziehung, die Einschätzung und die informierende Unterstützung. Die Pflege sei der Anwalt des Patienten und übernehme eine wichtige Funktion bei der Kommunikation. Die Pflegediagnosen der „North American Nursing Diagnosis Association" (NANDA) finden Eingang in die Bearbeitung von Alexander's. Es werden Pflegeplanmuster für die Sicherheit in der Umgebung des Patienten genannt, aber auch Pflegepläne für jede einzelne Operation. Gewarnt wird davor, die Durchführung der präoperativen Pflegevisite allein als gute perioperative Pflege zu verstehen. Als Bestandteil einer ordnungsgemäßen Planung, die die Bedürfnisse der Patienten und die Erfordernisse der Pflege berücksichtigt, sei die Pflegevisite außerordentlich nützlich.

Amerikanische Literatur

Vergleicht man die amerikanische und die deutsche Literatur, so lässt sich feststellen, dass die deutschen Autoren eher Teile einer Pflegetheorie als Basis für den Pflegeprozess auf die Krankenpflege im OP übertragen, während die Amerikaner den Pflegeprozess, unabhängig von einer Theorie, in den OP transferieren.

Vergleich

Im Lernzielkatalog für den praktischen Unterricht in der Weiterbildung für den Operationsdienst mit dem Titel „Prä-, intra- und postoperative Pflege" (Hüfner u. a. 1996) stellen die Autoren die Pflege im Operationsdienst in den Vordergrund, orientiert an dem Strukturmodell der Aktivitäten und existenziellen Erfahrungen des Lebens (AEDL) nach Krohwinkel (1993). Die Pflegevisite ist integriert, das Pflegeprozessgeschehen wird verdeutlicht und auf einer allgemeinen Ebene festgeschrieben im Gegensatz zu Alexander's, bei dem der Pflegeprozess operationsbezogen bearbeitet wird.

Englische Literatur

In britischen Fachzeitschriften ist die präoperative Pflegevisite häufig Gegenstand der Auseinandersetzung. Inhalte sind Beschreibungen der schrittweisen Durchführung (Booth 1991), Argumente für die Pflegevisite (Kalideen 1991), das Infragestellen der traditionellen Pflegevisite, die stärker fokussiert sei auf die teilweise standardisierte Gesprächsführung durch die Pflegeperson (Burridge 1993) und die wichtige Funktion, die der Krankenpflege bei der Pflegevisite zukommt in Bezug auf die Kommunikation mit dem Patienten (Webb 1995).

Finnische Studie

Bemerkenswert ist eine Studie aus Finnland, die sich mit der Qualität der intraoperativen Pflege aus der Sicht des Patienten beschäftigt. Etwa 33 % der Befragten (n = 246) wünschten sich den Besuch einer OP-Pflegefachkraft vor der Operation (Leinonen u. a. 1996).

2.2 Rahmenbedingungen zur Umsetzung des Pflegeprozesses im OP

2.2.1 Allgemeine Rahmenbedingungen

Zunächst sind allgemeine Voraussetzungen erforderlich, wie Kenntnisse des Pflegepersonals über die Theorie und die Schritte des Pflegeprozesses. Im Rahmen der Dienstplangestaltung muss die präoperative Pflegevisite eingeplant und in den Tagesablauf integriert werden. Dasselbe gilt auch für die postoperative Pflegevisite zur Evaluation der Ergebnisse, der Planung und der Maßnahmen. Um den Pflegeprozess routinemäßig durchführen zu können, müssen standardisierte Arbeitsbögen entwickelt werden, unter besonderer Berücksichtigung der operationsrelevanten Gegebenheiten. Eine weitere wichtige Voraussetzung ist die gegenseitige Unterstützung und gute Zusammenarbeit des Stationspersonals, des Operationspersonals, der Pflegedienstleitungen und der Ärzte untereinander.

2.2.2 Betriebsinterne Gegebenheiten an einer großen Klinik

Im Rahmen eines Praktikums ermöglichte ein großes Klinikum eine empirische Studie über die Einführung und Begleitung des Pflegeprozesses in die OP-Abteilung.

Das Klinikum ist mit 2 472 Betten, 6 000 Mitarbeiter/innen, davon ca. 3 000 in der Pflege, 34 Kliniken und Instituten, einem Schulzentrum für Krankenpflegeberufe und einem Institut für Fort- und Weiterbildung ein Krankenhaus der Maximalversorgung. Das Klinikum besteht aus vielen Einzelkliniken, die in meist eigenen Gebäuden untergebracht sind, so auch die Abteilung für Allgemein-, Thorax- und endokrine Chirurgie, in der das Projekt durchgeführt wurde.

Das Klinikum

Die Klinik für Allgemein-, Thorax- und endokrine Chirurgie verfügt über 158 Betten und hat eine jährliche Operationskapazität von 3 500 Operationen. Überwiegend werden große tumorchirurgische Eingriffe durchgeführt mit entsprechend langen Operationszeiten und einem Patientenklientel, das aufgrund seiner Multimorbidität eine besonders intensive Betreuung braucht.

Medizinische Abteilungen

Das anästhesiologische Institut führt eine eigene Ambulanz. Aufgrund der Größe der Klinik werden in der Institutsambulanz von den dort eingesetzten Anästhesisten die präoperativen Gespräche mit allen gehfähigen Patienten geführt und die Prämedikation festgelegt. Nur in Ausnahmefällen kommt ein Anästhesist auf die Station, und das ist selten der Anästhesist, der den Patienten während der Operation betreut. Durch diese Organisationsform lernt der Patient, in bereits prämediziertem Zustand, den Anästhesisten, der ihn während der Operation betreut und die Narkose durchführt, erst unmittelbar vor der Operation kennen.

Das Pflegepersonal der OP-Abteilung umfasst 24 Mitarbeiter, von denen etwa die Hälfte Teilzeit arbeiten, und drei Weiterbildungsteilnehmer aus der OP-Fachweiterbildung. 80 % der Mitarbeiter haben eine Weiterbildung zur Fachkrankenschwester, -pfleger für den Operationsdienst absolviert. Es wird in zwei Schichten gearbeitet, und es gibt einen nächtlichen Bereitschaftsdienst ab 2 Uhr. Die OP-Leitung ist sehr engagiert in der Qualitätssicherung und der optimalen Patientenversorgung. Durch dieses Engagement sind auch die Mitarbeiter, besonders das Leitungsteam und die sechs Praxisanleiter, sehr motiviert.

Der Pflegedienst

Die 158 chirurgischen Betten sind über vier Stationen auf drei Ebenen verteilt. Die Stationen sind unterschiedlich groß, die sog. Privatstation hat 26, die anderen Stationen haben ca. 40–45 Betten. Die großen Stationen sind in Bereiche 12–13 Betten und einer kleinen Intensivüberwachungseinheit mit jeweils vier Betten unterteilt. Es wird nach unterschiedlichen Konzepten gearbeitet, es findet Bereichspflege statt und teilweise auch die Übergabe am Bett. Das Hinz-Dokumentations-

System unter Zugrundelegung der ATLs wird einheitlich von allen Stationen verwendet.

Die operative Intensivstation und der Aufwachraum, die sich in demselben Gebäude wie die Chirurgie befinden, werden von der Anästhesieabteilung sowohl medizinisch als auch pflegerisch versorgt, so dass sie organisatorisch unter eigener Leitung stehen und somit wenig eingebunden sind in die Strukturen der operativen Abteilungen.

2.3 Instrumente zur Implementierung des Pflegeprozesses

Der Pflegeprozess beginnt mit dem Sammeln von Daten der Krankenbeobachtung und der körperlichen Untersuchung. Es werden also Instrumente benötigt, die es den Mitarbeitern der OP-Abteilung erlauben, in angemessener Zeit die speziell für den OP relevanten Daten und Einschätzungen zu erhalten. Der präoperativen Pflegevisite kommt dabei eine besondere Bedeutung zu.

2.3.1 Assessment

Der „Pflegebedarfserhebung" als erster Phase des Pflegeprozesses misst Krohwinkel (1993) besondere Bedeutung bei, da sie das „Fundament und die Trägerin des gesamten weiteren Ablaufs" ist. Bei ungenauen Daten „können alle nachfolgenden Schritte nur wenig zuverlässig sein".

Eine praktikable Möglichkeit, die Pflegeanamnese zu erheben, ist ein standardisierter Assessment-/Pflegeanamnesebogen, der während der Pflegevisite in Zusammenarbeit mit dem Patienten komplettiert wird.

2.3.1.1 Definition Assessment

Informationssammlung

Wörtlich übersetzt bedeutet Assessment „Feststellung, Festsetzung, Ab- oder Einschätzung". Alfaro-LeFevre (1994) definiert das Assessment als „. . . die erste Phase der Problemidentifikation – wenn Informationen gesammelt werden, um sicher zu sein, dass alle Teile eines Puzzels verfügbar sind, um sie zu einem klaren Bild über den Gesundheitsstatus einer Person zusammenzufügen" (Übersetzung durch die Autorin). Die vollständige Datensammlung beinhaltet zwei Assessmenttypen das „Data Base Assessment", das alle Aspekte des Gesundheitsstatus erfasst, und das „Focus Assessment", das detaillierte Informationen über spezielle Zustände sammelt.

> **Merke:**
> Insofern handelt es sich bei dem **präoperativen Assessment** um
> eine fokussierte Informationssammlung und Einschätzung des
> Patienten in Bezug auf seine individuellen Erfordernisse und Ein-
> schränkungen und die jeweilige Operation. Das Erfassen des ge-
> samten Gesundheitszustands sollte weiterhin dem Krankenpfle-
> gepersonal der Stationen vorbehalten sein, aber vom OP-
> Pflegepersonal bei der Einschätzung des Patienten berücksichtigt
> werden.

2.3.1.2 Assessment und Pflegetheorie

Am Anfang stand die Überlegung, ob es wichtig ist, dass dem Assessmentbogen eine Pflegetheorie zugrunde liegt, und wenn ja, welche?
Die Autorin hat sich mit dem Thema der Pflegetheorien im Operationsdienst auseinandergesetzt und festgestellt, dass sich die Pflege-
bedürfnismodelle, wie das Modell der Lebensaktivitäten von Roper,
Logan und Tierney inklusive der Weiterentwicklungen von Juchli
(ATL) und Krohwinkel (AEDL), oder das Modell der Selbstfürsorge
nach Orem besser auf die Krankenpflege im Operationsdienst übertragen lassen als beispielsweise das Interaktionsmodell von King oder
das Pflegeergebnismodell von Roy, weil Kommunikation, Interaktion
und Adaptationsmöglichkeiten im OP auf Grund der Prämedikation
bzw. der Narkose in der Regel stark eingeschränkt sind (Meineke-
Wolf, 1996).

Geeignete Modelle

Wenger hat bereits 1990 die ATLs auf die besondere Situation des
Patienten in der OP-Abteilung übertragen. Das von ihr vorgeschlage-
ne Pflegeplanungsblatt für die OP-Abteilung beschränkt sich auf die
„Einschätzung der ATLs (Was kann/kann nicht selbstständig ausgeführt werden)" (Wenger 1990). Aus dieser Einschätzung leitet sie eine
Situationsbeschreibung mit Pflegezielen, Pflegemaßnahmen und Beurteilung ab.

Anwendungsbeispiel ATLs

Müthing (1998) verwendet für ihr Protokoll präoperativer Pflege die
AEDLs und ermittelt zu jeder Aktivität die Probleme, Ressourcen,
Pflegeziele und Pflegemaßnahmen.

Anwendungsbeispiel AEDLs

Beide Anwendungsbeispiele erscheinen ungenau, starr und unflexibel
und lassen eindeutige Fragestellungen, die speziell im OP von Bedeutung sind, vermissen. Außerdem gibt es Bereiche, die bei der Aufklärung des Patienten berücksichtigt werden müssen, aber für die eigentlich OP-spezifische Pflege keine Rolle spielen. Ein weiterer
Grund, sich für einen Assessmentbogen ohne Bezug auf eine Pflegetheorie zu entscheiden, war, dass im stationären Bereich zwar das
Stammblatt nach den ATLs ausgerichtet ist, aber es keine zwingende
Notwendigkeit gab, diese für den OP zu übernehmen.

Defizite

2.3.1.3 Anforderungen an das Assessment

Die Informationssammlung im Assessment muss OP-relevante Daten erfassen, in angemessener Zeit durchführbar sein und von der Fragestellung und dem Sinn der Angaben her für jeden Beteiligten verständlich und nachvollziehbar sein. Diese Voraussetzungen, zusammen mit einem übersichtlich gestalteten Bogen, erhöhen die Akzeptanz durch die Mitarbeiter.

OP-relevante Daten

Der erste Assessmentbogen wurde von der Autorin auf der Grundlage der Situationseinschätzung, wie sie in Doenges/Moorhouse (1996) an einem Beispiel beschrieben wird, erstellt. Die dort erhobenen Informationen zur Situationseinschätzung wurden aufgrund langjähriger eigener OP-Erfahrung und in Zusammenarbeit mit leitenden OP-Pflegekräften den Erfordernissen im OP angepasst. Für die Operation unerhebliche Beobachtungen und Fragen, wie beispielsweise die nach dem Geschmacks- und Tastsinn, wurden gestrichen und andere, wie die nach einem bereits vorhandenen Stoma oder einer Stuhlinkontinenz, hinzugefügt.

Die Gliederung von Doenges/Moorhouse wurde weitgehend übernommen, ebenso die Unterteilung in „Angaben des Patienten" und „Beobachtungen der Pflegenden/pflegerelevante Informationen", die sich dadurch voneinander unterscheiden, dass die von der Pflegeperson gemachten Beobachtungen, Untersuchungen und Einschätzungen vor Ort objektivierbar sind. Jeder Gliederungspunkt wurde ergänzt durch die „Aufklärung des Patienten durch die OP-Pflegekraft über…", um das Informationsdefizit des Patienten über die Vorgänge und Abläufe im OP abzubauen. Der erste entstandene und verwendete Bogen hatte einen Umfang von sechs Seiten (siehe Kap. 2.10, S. 79 ff.).

Zeitrahmen

Da bisher noch auf keine Erfahrungen mit solchen Erhebungsbögen zurückgegriffen werden konnte, war davon auszugehen, dass anfänglich sehr viel Zeit investiert werden musste. Ein übersichtlich gestalteter Bogen sollte jedoch den Zeitaufwand auf ein akzeptables Maß beschränken.

Qualität der Formulierung

Bei jeder Konzeption eines Erhebungsbogens ergibt sich die Frage, ob Antworten vorgegeben werden oder mit offenen Fragen gearbeitet wird. Im ersten Assessmentbogen gab es kaum Vorgaben, um die Mitarbeiter nicht zu sehr in ihrer Kreativität einzuschränken und ihnen jede Möglichkeit offen zu lassen, ihre eigenen Formulierungen zu finden. Wie sich später herausstellte, brauchen aber gerade Anfänger mehr Vorgaben und Hilfen, so dass der zweite Bogen anders konzipiert werden mußte. Für diejenigen, die einen Bogen entwickeln, sind die Fragestellung und der Sinn, der dahinter steht, eindeutig, aber erst die Evaluation zeigt, ob das auch für andere Anwender gilt.

2.3.2 Präoperative Pflegevisite

Die präoperative Pflegevisite am Tag vor der Operation ist die beste Möglichkeit, um die erforderlichen Daten zu erhalten. Am präoperativen Tag ist der Abstand zur bevorstehenden Operation noch etwas größer und somit auch die Bereitschaft, sich physisch und psychisch auf ein Gespräch einzulassen, das zu diesem Zeitpunkt auch noch nicht durch die Prämedikation beeinflusst ist. Die von den Stationen erhobenen und mitgelieferten Daten reichen nicht aus, um den Patienten auch prä-, intra- und postoperativ optimal zu versorgen.

2.3.2.1 Definition Pflegevisite

Definition:
„Die Pflegevisite ist ein regelmäßiger Besuch bei und ein Gespräch mit der/dem Klient/in über ihren/seinen Pflegeprozess" (Heering u. a. 1996).

Merke:
Im Gegensatz zu der Definition von Heering handelt es sich bei der **präoperativen Pflegevisite** um einen einmaligen Besuch, der im günstigsten Fall durch einen Evaluationsbesuch einige Tage nach dem operativen Eingriff ergänzt wird.

2.3.2.2 Anforderungen der präoperativen Pflegevisite

Anforderungen ergeben sich an den Patienten, das Zeitmanagement, das OP-Pflegepersonal und das Stationspersonal.

Es ist eine Frage der Organisation und der Unterstützung durch Vorgesetzte, wenn die präoperative Pflegevisite regelmäßig durchgeführt werden soll. In der Regel sind solche Zeiten im Tagesablauf einer OP-Abteilung nicht vorgesehen und auf den ersten Blick auch nicht vorhanden. Betrachtet man die Pflegevisite aber unter dem Qualitätsaspekt, so ist es eine Frage der Strukturqualität, die benötigte Zeit einzuplanen. **Zeitmanagement**

Die präoperative Pflegevisite verfolgt zwei Ziele. Erstens sollen Daten und Informationen eingeholt werden, die Einschränkungen untersucht und die individuellen Bedürfnisse des Patienten erfasst werden, und zweitens soll der Patient informiert werden über bestimmte Abläufe in der OP-Abteilung, beispielsweise über den Vorgang des Einschleusens oder die Tatsache, dass es aus medizinischen Gründen erforderlich ist, ihm einen Blasenverweilkatheter zu legen. Es kann **Beachten der Zielsetzung** nicht darum gehen, medizinische Sachverhalte zu erklären oder medizinische Aufklärung zu ersetzen.

Patient

Der Patient muss der Zielsetzung der Pflegevisite zumindest partiell zustimmen und seine Bereitschaft zur Zusammenarbeit bzw. Unterstützung ausdrücken. Wünscht der Patient keine Information, so ist das entsprechend zu berücksichtigen. Bei kleinen Kindern oder verwirrten Patienten ist ggf. eine Bezugsperson hinzuzuziehen. Patienten, die unter großen Schmerzen leiden, ist eventuell auch kein vollständiges Assessment zuzumuten, und bei sedierten oder gar beatmeten Patienten ist man ausschließlich auf die Aussagen des Stationspersonals, die Dokumentation und die Fähigkeit der OP-Pflegekraft, die Situation wahrzunehmen und operationsbezogenen Pflegebedarf zu erkennen, angewiesen.

OP-Pflegepersonal

Für das OP-Pflegepersonal ist die präoperative Pflegevisite durch die Notwendigkeit eines ausführlichen Gesprächs eine Herausforderung. Hier gilt es, die Regeln der Gesprächsführung zu kennen und anzuwenden. Das OP-Pflegepersonal begibt sich damit auf ein ihm unsicheres Terrain, zudem muss es den OP verlassen und auf die Station gehen. Das erfordert eine hohe Motivation und anfänglich auch ein wenig Mut, um die Unsicherheit zu überwinden. Jeder muss sich zunächst vertraut machen mit dem Assessmentbogen und dann seinen eigenen Stil finden, um die Zielsetzung zu erreichen. Erst durch Übung und wachsende Kompetenz tritt Sicherheit auf, was dann wiederum die Zufriedenheit der Mitarbeiter erhöht.

Stationspflegepersonal

Das Pflegepersonal von den Stationen ist gefordert, wenn es um die Kooperation geht. Die Einbeziehung der verantwortlichen Pflegeperson (Bezugsperson, Primary Nurse o. ä.) kann zu einer Verbesserung und Präzisierung des Informationsflusses zwischen dem Pflegedienst der Station und dem OP führen. Es ist nötig, Auskunft zu geben, in welchem Zimmer der Patient liegt, ob Besonderheiten wie Sprachprobleme zu beachten sind, Unterlagen zur Verfügung zu stellen und nötigenfalls organisatorische Hilfe anzubieten, wenn es beispielsweise darum geht, einen Raum bereitzustellen, damit das Gespräch ungestört stattfinden kann.

2.4 Untersuchungsdesign

Vorgehen

Die negativen Erfahrungen bei der Einführung des Pflegeprozesses im stationären Bereich waren ausschlaggebend dafür, die Einführung des Pflegeprozesses in die OP-Abteilung nicht en bloc vorzunehmen, sondern schrittweise. Im Folgenden werden die einzelnen Phasen bei der Einführung der Daten- und Informationssammlung mittels eines standardisierten Assessment-/Pflegeanamnesebogens beschrieben. Die Untersuchung erfolgte in drei Phasen.

In einer ersten Praxisphase wurden OP-relevante Daten von den Pflegefachkräften der OP-Abteilung mittels des in Kap. 2.10 abgedruckten Bogens erfasst, beurteilt und evaluiert. Der angepasste und überarbeitete Assessmentbogen wurde nach Beratung und Schulung in einer zweiten Testphase erprobt. Die dritte Phase schloss mit einer vergleichenden Analyse ab.

2.4.1 Fragestellung

Welche Inhalte und welche Form muss ein Assessment-/Pflegeanamnesebogen aufweisen, um als geeignetes Instrument die Grundlage für eine gezielte Pflegeplanung in der OP-Abteilung zu bilden, und ist es für OP-Pflegefachkräfte realisierbar, präoperative Pflegevisiten durchzuführen?

Inhalte und Form eines Assessment-/Pflegeanamnesebogens

2.4.2 Motivation der Mitarbeiter

In einem ersten Schritt wurden die Mitarbeiter auf einer Mitarbeiterbesprechung nicht nur über das Projekt informiert, sondern auch allgemein über den Pflegeprozess und die Funktion der Datenerhebung im Besonderen. Es wurden Verbindungen hergestellt zu dem auf den Stationen bereits eingeführten Pflegeprozess. Die Fortführung des Pflegeprozesses auch in der OP-Abteilung als Bestandteil der Qualitätssicherung der pflegerischen Arbeit im OP konnte den bereits existierenden Qualitätsgedanken nur unterstützen. In Zusammenarbeit mit den Praxisanleitern wurde der erste Entwurf des Assessmentbogens so überarbeitet, dass der in Kap. 2.10 abgedruckte Bogen als erste Arbeitsunterlage angenommen wurde.

Qualitätssicherung

> Hinweis:
> Die Mitarbeiter der OP-Abteilung sollten sich freiwillig und entsprechend den persönlichen Qualifikationen dem Umgang mit dem Assessmentbogen und dem für das OP-Personal ungewöhnlichen, intensiven kommunikativem Austausch mit den Patienten während der präoperativen Pflegevisite nähern.

2.4.3 Erste Praxisphase

2.4.3.1 Voraussetzungen

> Merke:
> Drei Voraussetzungen erfordert die auf dieses Projekt bezogene Durchführung der präoperativen Pflegevisite am Tag vor der Operation: Erstens muss das OP-Programm im Spätdienst sie zeitlich zulassen, zweitens muss die OP-Pflegefachkraft die Bereitschaft dazu mitbringen und drittens muss dieselbe OP-Pflegefachkraft am kommenden Tag dienstplanmäßig zum Frühdienst eingeteilt worden sein, um den Patienten morgens auch in Empfang nehmen zu können.

Um dies zu gewährleisten, werden immer Patienten ausgesucht, die morgens als Erstes auf dem OP-Plan stehen, denn im weiteren Tagesverlauf kommt es oft zu Umstellungen im OP-Programm, die auch eine veränderte Planung seitens des OP-Personals erforderlich machen. Im späteren Verlauf des Projekts wird die präoperative Pflegevisite bereits bei der Einteilung des Pflegepersonals auf dem OP- und Dienstplan schriftlich vermerkt.

Eine Folge dieser Kriterien ist, dass an einem Tag auch nur bei einem Patienten die präoperative Pflegevisite stattfinden kann.

2.4.3.2 Durchführung der präoperativen Pflegevisite

OP-Kleidung bei Visite

Sind die oben genannten Voraussetzungen erfüllt, geht die OP-Pflegefachkraft in Bereichskleidung, d. h. in grüner OP-Kleidung und eventuell mit OP-Mütze, auf die jeweilige Station. Die Bekleidung ist als Wiedererkennungsmerkmal für den Patienten am OP-Tag unter Prämedikation von Bedeutung. Nach Rücksprache mit dem Stationspersonal wird Einsicht in die Patientenakte genommen, eventuelle Besonderheiten des Patienten erfragt und die Zimmernummer notiert.

> Hinweis:
> Das Gespräch mit dem Patienten verläuft meist in drei Phasen der Vorstellung, der eigentlichen Datenerhebung sowie der Information des Patienten und der Verabschiedung.

Vorstellen

Nach Feststellung der Identität des zu befragenden Patienten stellt sich die Pflegefachkraft dem Patienten vor unter Nennung von Namen, Funktion und dem Grund des Erscheinens. Die meisten Patienten sind positiv überrascht und bereit, sich aktiv auf das Gespräch einzulassen. Es schließt sich die Frage an, ob der Patient das Gespräch im Zimmer führen möchte oder ob er einen anderen Ort bevorzugt.

Die Erhebung der Daten erfolgt dann je nach individueller Handhabung der Pflegeperson in einem lockeren Gespräch, in dem die im Bogen genannten Punkte mit einfließen, oder in strenger Reihenfolge des Bogens. Bei Bedarf wird beispielsweise die Haut in Augenschein genommen oder bei körperlichen Untersuchungen das tatsächliche Ausmaß einer Bewegungseinschränkung ermittelt. Mit dem Patienten wird dann ggf. besprochen, wie diese Bewegungseinschränkung bei der Lagerung im OP berücksichtigt werden soll. Während des Gesprächs findet in der Regel schon eine Informationsweitergabe über die besonderen Gegebenheiten im OP statt, und Fragen des Patienten werden beantwortet.

Datenerhebung

Bei der Verabschiedung ist die Zusicherung, den Patienten am OP-Tag an der Patientenschleuse in Empfang zu nehmen oder ihn von der Station abzuholen, sehr wichtig, denn es dient zu seiner Beruhigung und Sicherheit. Nach Möglichkeit wird auch ein Termin für einen postoperativen Besuch in Aussicht gestellt.

Verabschiedung

So ein Gespräch kann als vertrauensbildende Maßnahme verstanden werden und dauert je nach Kommunikationsbedürfnis des Patienten und Erfahrung der Pflegekraft 40–60 Minuten.

Dauer

Im Anschluss an das Gespräch findet die Vervollständigung des Assessmentbogens statt mit individueller Planung der prä-, intra- und postoperativen OP-Pflege, ggf. wird nochmals Rücksprache mit dem Stationspersonal genommen.
Im Gegensatz zur Pflegevisite auf der Station geht es nicht darum, Informationen an andere Pflegekräfte weiterzugeben. Im Vordergrund steht, sich selbst ein aktuelles Bild vom Patienten zu verschaffen, auf deren Grundlage eine Pflegeplanung für die prä-, intra- und postoperative Pflege möglich ist, und eine OP-bezogene Kontaktaufnahme zum Patienten.

Pflegeplanung

2.4.3.3 Konsequenzen für den OP-Tag und die Operation

Am OP-Tag wird bei der Einteilung der Pflegefachkräfte nochmals darauf hingewiesen, bei welchem Patienten die präoperative Pflegevisite durchgeführt wurde, und die Besonderheiten, die herausgefiltert wurden, werden weitergegeben.

Der Patient wird entweder von der Pflegekraft, die das Assessment erhoben hat, von der Station abgeholt oder an der OP-Schleuse in Empfang genommen, eingeschleust, in den Einleitungsraum des Operationssaals gefahren und an das Anästhesiepersonal unter Weitergabe der ermittelten individuellen Besonderheiten übergeben. Später wird er entsprechend der Planung versorgt, wobei das besondere Augenmerk der Lagerung des Patienten gilt.

Ablauf am OP-Tag

> Beispiel:
> Ein Patient mit einem Ulcus am rechten Außenknöchel soll links-
> thorakal operiert werden, d. h. er muss auf die rechte Seite gelagert
> werden. Geplant wird, den rechten Unterschenkel so zu lagern,
> dass das Ulcus druckentlastet ist. Durch dieses Wissen und die
> Planung konnte von der Pflegefachkraft verhindert werden, dass
> vom Anästhesisten am rechten Fuß eine Infusion angelegt wurde.

2.4.3.4 Postoperativer Besuch

Bedeutung
Einige Tage nach der Operation wird, wenn es die Zeit erlaubt, der
Patient noch einmal besucht, um zu erfahren, wie es ihm geht und wie
er die Versorgung im OP erlebt hat. Manche Patienten befinden sich
noch auf der Intensivstation, so dass ein erneuter Versuch unternommen werden muss, andere sind bereits entlassen, wenn sich die Zeit
für einen Besuch bietet. Diese Besuche sind derzeit noch sporadisch
und unsystematisch, aber sie fördern die Sensibilität der Mitarbeiter,
ihre Arbeit zu evaluieren, und tragen zur Motivation bei.
Die ausgefüllten Assessmentbögen werden in der OP-Abteilung al-
phabetisch abgeheftet.

2.4.4 Erste Evaluation

Ziele
Ende Oktober 1996 wurden die ersten Pflegevisiten durchgeführt. Im
März 1997 konnte die Evaluation mittels schriftlicher Auswertung
und Rückmeldungen der Mitarbeiter erfolgen. Ziel dieser Evaluation
war es zum einen, herauszufiltern, welche Inhalte unverständlich oder
überflüssig waren bzw. welche fehlten, und zum anderen, durch eine
größere Beteiligung der Mitarbeiter an der Gestaltung und Festlegung
der Inhalte das Projekt auf eine breitere Basis zu stellen.

2.4.4.1 Schriftliche Auswertung

Zur Auswertung standen 61 ausgefüllte Bögen (s. Kap. 2.10) zur Verfügung, von denen 20 ausgewählt wurden. Das Kriterium für die
Auswahl war, dass von einem Mitarbeiter zwei Bögen zur Verfügung
standen, um mit größerer Wahrscheinlichkeit herauszufinden, ob eine
Frage für den betreffenden Patienten unwichtig oder ob sie vom In-
terviewer als überflüssig oder unverständlich eingestuft wurde, weil
sie in beiden Bögen nicht beantwortet wurde. Außerdem wurden drei
Bögen ausgewählt, die von Krankenpflegern ausgefüllt worden waren, um eventuelle Unterschiede zu Krankenschwestern zu ermitteln.

Allgemein lässt sich sagen, dass einige Punkte überhaupt nie ausgefüllt waren, andere nur teilweise wie der Bereich der Sexualität. Vielfach wurden Zeichen verwendet, die nicht eindeutig zuzuordnen sind,
wie $\emptyset$ oder ./. . Hier ist zu ergründen, ob mit diesen Zeichen die Frage
verneint werden soll, bei dem Patienten nicht zutrifft oder vergessen
wurde. Die Lesbarkeit der Antworten war nicht immer gegeben.
Manche Antworten gingen mit dem Ziel der Frage nicht konform, so
dass sich daraus keine OP-relevante Planung ableiten ließ.

> Beispiel:
> Wird auf die Frage nach dem Temperaturempfinden mit „ja" oder
> „gut" beantwortet, so lässt sich daraus nicht erkennen, ob der
> Patient über ein warmes Tuch beim Einschleusen dankbar wäre
> oder ob er dadurch eher einen Hitzestau oder Angstzustände be-
> kommen würde. Antworten wie „gut" oder „normal" sind relativ,
> so dass sie als Angabe nur bedingt aussagefähig sind.

Legende zu den Tabellen vom März 1997:

F = fehlt, $\emptyset$ = geschriebenes Zeichen, $\rightarrow$ = Anmerkung der Verfasserin

1. Demographische Daten	
1.1 Geschlecht	20 x korrekt ausgefüllt, 10 Pat. männl, 10 Pat. weibl.
1.2 Nationalität	4 x F, 14 Deutsche, 2 Ausländer → **Türke von Schwester befragt**
1.3 Auskunftgeber	3 x F, 17 x Patient selbst
1.4 Aufnahmedatum	2 x ca. Angaben, sonst korrekt → **aus Kurve entnehmen**
1.5 Erhebungsdatum	20 x korrekt ausgefüllt
1.6 OP-Datum	9 x Datum, 11 x nur „morgen" angekreuzt → *Wochenende?*
1.7 Geplante OP	20 x korrekt ausgefüllt
1.8 Datenerhebende Pflegeperson Handzeichen	immer angegeben → **Name nicht immer les- bar, Handzeichen derselben Person auf zwei Bögen nicht immer gleich**

Tab. 1:
Demographische Daten

Bei der Auswahl der Patienten sollte darauf geachtet werden, dass das
Gespräch mit einem Moslem möglichst eine gleichgeschlechtliche
Person führt. Der Ausdruck „morgen" bei der Angabe des OP-Da-
tums muss gestrichen werden, weil er ungenau ist, besonders wenn ein
Wochenende dazwischen liegt. Der Vor- und Zuname der datenerhebenden Pflegeperson muss deutlich lesbar und das Handzeichen
identisch sein mit dem in der Abteilung hinterlegten Handzeichen.

Demographische Daten

Tab. 2: Kommunikation/
Wahrnehmung

2. Kommunikation/Wahrnehmung	
2.1 Schwächegefühl	4 x **F**, 13 x ∅, 3 x Erklärung wie: schwach, abgeschlagen
2.2 Schlaganfall	20 x **keine** Angaben → eindeutige Antworten vorgeben
2.3 Krampfanfälle	20 x **keine** Angaben → eindeutige Antworten vorgeben
2.4 Sehvermögen	immer ausgefüllt mit **uneinheitlichen Ausdrücken**: weitsichtig, Lesebrille, grüner Star, Brille bleibt auf Station → *s. 2.9.*
2.5 Hörvermögen	5 x ∅, sonst Angaben wie: gut, o.B., normal, Hörgerät in Brille
2.6 Persönlicher Umgang mit Wahrnehmungsstörungen	20 x **keine** Angaben → Relevanz für OP-Pflege?
2.7 Geistiger Zustand	2 x **F**, Angaben wie: wach, nicht orientiert, auskunftsfreudig, gut
2.8 Sprache	1 x **F**, Angaben wie: klar, etw. verwaschen, gebrochen deutsch
2.8a Gedächnis	3 x **F**, Angaben wie: gut, altersentspr., o. B. → Relevanz f. OP?
2.9 Aufklärung über Kommunikation, Sehhilfe, Hörgerät im OP	5 x **F**, Angaben wie: nicht nötig, weiß über Mundtuch Bescheid, aufgeklärt, bringt Brille mit

Kommunikation/
Wahrnehmung

Wenn zu Fragen wie 2.2 und 2.3 keine Angaben gemacht wurden, so kann es an der offenen Fragestellung liegen. Vermutlich leidet keiner der Patienten an einem Schlaganfall oder an Krämpfen, eine klare Vorgabe der Antworten mit „ja" oder „nein" würde Zweifel ausräumen. Die Frage nach dem Sehvermögen (2.4) wurde offensichtlich sehr ernst genommen und immer beantwortet. Die für die Pflege im OP wichtige Frage ist die, ob der Patient sich ohne Sehhilfe in seiner Persönlichkeit reduziert fühlt oder völlig hilflos ist. Vorher muss auch abgeklärt werden, ob der Patient eventuell ein Glasauge hat oder Kontaktlinsen trägt, die nicht mit in den OP gebracht werden können. Die Angaben zum Gedächtnis (2.8a.) wurden zwar nur dreimal nicht gemacht, spielen aber für den OP eher eine untergeordnete Rolle.

3. Sicherheit/Aktivität und Ruhe	
3.1 Beruf	1 x **F**, sonst immer angegeben → zu demographischen Daten
3.2 Allergien	1 x **F**, 12 x ⊘, 7 x korrekte, ggf. differenzierte Angaben
3.3 Schlaf	5 x **F**, Angaben wie: gut, z. Zt. schlechter im KH, i. d. Regel nicht länger als 3 Std. → Relevanz f. OP-Pflege?
3.4 Pers. Umgang mit Schlafproblemen	13 x **F** oder ⊘, Angaben wie: ⊘ Probleme, Baldrian, Schlaftabletten → Relevanz f. OP-Pflege?
3.5 Pflegerelevante Frakturen	7 x **F**, 10 x ⊘, Angaben wie: keine Einschränkungen, Z. n. Rippen-fraktur, re Arm kann nicht gestreckt werden → abgrenzen zu 3.6
3.6 Gelenk-beschwerden	3 x **F**, 10 x ⊘, sonst differenzierte Angaben
3.7 Rücken-beschwerden	2 x **F**, 7 x ⊘, sonst differenzierte Angaben
3.8 Bewegungs-einschränkungen	2 x **F**, 11 x ⊘, Angaben wie: keine, Arme gehen schwer nach oben, Osteoporose, offene Stelle re Knöchel **(?)**
3.9 sonstige Einschränkungen	8 x **F**, 10 x ⊘, 1 x keine, 1 x Diabetes mellitus **(?)**
3.10 Prothesen	2 x **F**, 13 x ⊘, Angaben wie: ja (ohne nähere Angabe), Zähne echt, Zahnprothese → Erklärungsbedarf
3.10a Hilfsmittel	6 x **F**, 10 x ⊘, Angaben wie: Stock, Brücke re Oberkiefer →Erklärungsbedarf?, Relevanz f. OP-Pflege?
3.11 Operationen	1 x **F**, 1 x ⊘, sonst korrekt ausgefüllt
3.12 Implantate	7 x **F**, 11 x ⊘, sonst: nein, keine
3.13 Amputation	entweder **F** oder unklare Zeichen → eindeutige Antworten vorg.
3.14 Pers. Umgang mit Einschränkungen	9 x **F**, 7 x ⊘, 4 x Angaben wie: hat Freunde, die helfen; ist noch mobil, etwas schwach → Relevanz f. OP-Pflege?
3.15 Pers. Umgang mit Sicherheit	20 x **keine** Angaben → Relevanz f. OP-Pflege?
3.16 Beobachtete Reaktionen, Aktivität	19 x **keine** Angaben, 1 x angemessen, relativ selbstständig → Erklärungsbedarf
3.17 Körperbau	5 x **F**, 2 x ⊘, Angaben wie: kräftig, gut **(?)**, adipös, kachektisch
3.18 Lähmungen	20 x **keine** Angaben → eindeutige Antworten vorgeben

Tab. 3: Sicherheit/Aktivität und Ruhe

3.19 Missbildungen	20 x **keine** Angaben → eindeutige Antworten vorgeben
3.20 Bewegungsausmaß der Gelenke	2 x **F**, 5 x ∅, Angaben wie: o. B., frei beweglich, optimal, gut, altersentsprechend **(?)**, Arm li nur 80° Abduktion
3.21 Rechts-/Linkshänder	11 x **F**, 9 x angegeben → Relevanz für OP-Pflege?
3.22 Hautdefekte	8 x **F**, 5 x ∅, 7 x differenzierte Angaben
3.23 Aufklärung über Immobilität im OP	7 x **F**, 4 x abgehakt, Angaben wie: erfolgt, weiß Bescheid, Pat. ist mit Rasur einverstanden, Pat. hat Angst vorm Anschnallen

Sicherheit/Aktivität und Ruhe

Den Aspekten der Sicherheit/Aktivität und Ruhe kommen im OP die größte Bedeutung zu. Das Erfassen der Allergien (3.2) erfolgte lediglich einmal nicht. Wenn man das Zeichen ∅ als Negativzeichen für eine nicht vorhandene Allergie interpretiert, so ist dieser Punkt mit sieben Nennungen des Allergens zu 95 % korrekt ausgefüllt. Unter pflegerelevante Frakturen (3.5) sollen zum einen noch nicht lange zurückliegende Frakturen erfasst werden, die einen vorsichtigeren Umgang mit dem Knochen erforderlich machen, zum anderen Besonderheiten wie nicht heilende Frakturen, die u. U. durch Muskelkraft kompensiert werden, was durch die Relaxierung in Narkose zu Problemen führen kann. Daher ist eine Abgrenzung zu Gelenkbeschwerden (3.6) erforderlich. Der Punkt 3.10, Prothesen, bezieht sich in diesem Zusammenhang auf Prothesen der Extremitäten und nicht auf die Zähne, nach denen unter 6.6 gefragt wird. Beobachtungen zur Aktivität (3.16) wurden nur einmal gemacht. Hier ist möglicherweise die Fragestellung unklar.

Tab. 4: Kreislauf

4. Kreislauf	
4.1 Blutdruck	3 x **F**, 12 x Angabe des RR-Wertes, Angaben wie: hoch, niedrig, hoch bei Aufregung → Relevanz f. OP-Pflege?
4.2 Herzerkrankung	7 x **F**, 11 x ∅, Angaben wie: Rhythmusstörungen, Infarkt, Durchblutungsstörungen → Relevanz f. OP-Pflege?
4.3 Varizen, Phlebitis	6 x **F**, 7 x ∅, 3 x ja, Angaben wie: Varizen-OP, eigene Strumpfh.
4.4 Verzögerte Wundheilung	9 x **F**, 10 x ∅, 1 x Ja Diabetes mellitus → evtl. unter Hautdefekte erfassen
4.5 Extremitäten	17 x **F** oder ∅, Angaben wie: Brennen der Füße, Gangrän li Fuß → unklare Zielsetzung der Frage
4.6 Temperaturempfinden	4 x **F**, 1 x ∅, Angaben wie: gut **(?)**, kalte Füße, friert leicht

4.7 Pers. Umgang mit Kreislaufproblemen	17 x **F** oder ∅, Angaben wie: gelassen, langsam aufstehen, Medikamente → Relevanz f. OP-Pflege?
4.8 Halsvenen, gest.	20 x **F** → Relevanz f. OP-Pflege?
4.9 Ödeme	18 x **F**, Angaben wie: Hände leicht geschwollen, leichte Unterschenkelödeme → eindeutige Antworten vorgeben
4.10 Temperatur	7 x **F**, 12 x Angabe des Wertes , 1 x Angabe: unauffällig → Relevanz f. OP-Pflege?
4.11 Nägel	12 x **F** oder ∅, Angaben wie: gepflegt, krankheitsbed. Veränderung, aufgeklärt (kein Nagellack im OP) → unter Aufklärung erfassen
4.12 Hautfarbe, allg.	3 x **F**, Angaben wie: blass, rosig, o. B. normal → Relevanz f. OP?
4.13 Schleimhäute, Lippen	10 x **F**, Angaben wie: normal, gut, trocken, altersentsprechend, leicht blau → Relevanz f. OP-Pflege?
4.14 Skleren	14 x **F** oder ∅, Angaben wie: normal, o. B., gelbstichig, klar → Relevanz f. OP-Pflege?
4.15 Aufklärung über AE-Strümpfe, Wärme	14 x **F**, Angaben wie: erklärt, 2 x Pat. bekommt Wärmedecke

Viele unter „Kreislauf" zusammengefasste Angaben sind in der Abteilung, die das Projekt durchführte, weniger für die OP-Pflege von Bedeutung als vielmehr für die Anästhesieabteilung. Das erklärt die hohe Anzahl von fehlenden Angaben, wie in Tabelle 4 ersichtlich.

Kreislauf

Tab. 5: Atmung

5. Atmung	
5.1 Atemnot	1 x **F**, 10 x ∅, Angaben wie: bei Belastung, atmet hörbar, keine
5.2 Asthma	3 x **F**, 17 x ∅, → eindeutige Antworten vorgeben
5.3 Bronchitis	6 x **F**, **10 x** ∅, Angaben wie: Reizhusten seit Struma, chronisch, Bronchien degeneriert, keine Beschwerden → eindeut. Antw. vorg.
5.4 Tuberkulose	19 x **F**, 1x Hepatitis A → Erfassung von Infektionen?
5.5 Atemhilfsmittel	17 x **F**, Angaben wie: keine, Pat. inhaliert, Nasenpflaster
5.6 Pers. Umgang mit Atemproblemen	15 x **F**, Angaben wie: Inhalieren, Nasenpflaster nachts, flache Atmung, da Schmerzen bei tiefen Atemzügen
5.7 Atemfrequenz	15 x **F** oder ∅, 5 x normal oder regelmäßig

5.8 Zyanose	11 x F, 8 x ∅, 1 x keine → eindeutige Antworten vorgeben
5.9 Atemgeräusche	10 x F, 7 x ∅, Angaben wie: nicht hörbar, hörbar
5.10 Hilfsmuskulatur	12 x F, 7 x ∅, 1 x nein → Relevanz f. OP-Pflege?
5.11 Aufklärung über Rauchverbot	14 x F, Angaben wie: Pat. ist aufgeklärt, Nichtraucher, keine Medikamente → evtl. Atemtraining erklären?

Atmung

Die Häufigkeit der hier anzugebenden Daten lässt sich durch eindeutige Antwortvorgaben sicherlich wesentlich erhöhen. Im Zusammenhang mit der Frage nach der Tuberkulose (5.4) fällt auf, dass die für den OP äußerst elementare Erfassung von Infektionen im gesamten Bogen nicht auftaucht.

Tab. 6: Ernährung

6. Ernährung	
6.1 Übelkeit	4 x F, 7 x ∅, Angaben wie: nein, nach letzter OP Übelkeitsgefühl, häufig Magenschmerzen → Relevanz f. OP-Pflege?
6.2 Nahrungsmittelallergien	14 x ∅, Angaben wie: Widerwillen gegen Fleisch, Diabetes, keine Probleme → Relevanz f. OP-Pflege?
6.3 Persönlicher Umgang mit Ernährungsproblemen	8 x F, 4 x ∅, Angaben wie: Diabetes-Diät, Umgang ist gut, kaum Appetit, Biosorb, möchte wieder essen → Relevanz f. OP-Pflege?
6.4 Größe, Gewicht	3 x F, sonst konkrete Angaben
6.5 Zähne	5 x F, 4 x ∅, Angaben wie: Prothese OK und UK, alle echt
6.6 Zahnersatz	10 x F, 6 x entfällt, 4 x angekreuzt, Angabe: nimmt Prothese in OP
6.7 Aufklärung über Zahnersatz im OP	10 x F, Angaben wie: wurde aufgeklärt, keine Zahnprobleme, lässt Prothese auf Station

Ernährung

Der Bereich der oralen Ernährung kommt im OP nicht vor, so dass man ihn vernachlässigen kann. Wichtiger sind Größe und Gewicht (6.4), Angaben, die zu 85 % gemacht wurden, und die Frage nach den Zähnen (6.5 und 6.6). Ähnlich wie bei der Brille fühlen sich viele Patienten ohne ihre Zähne unsicher, wagen nicht zu sprechen und schämen sich.

Tab. 7: Ausscheidung

7. Ausscheidung	
7.1 Stuhlgang	5 x F, Angaben wie: normal, neigt zu Obstipation, Durchfall

7.2 Letzter Stuhlgang	6 x **F**, Angaben wie: gestern, tägl., Datum, nach Einlauf, Durchfall
7.3 Anus praeter	20 x **keine** Angaben → eindeutige Antworten vorgeben
7.4 Stuhlinkontinenz	20 x **keine** Angaben → eindeutige Antworten vorgeben
7.5 Urininkontinenz	19 x **keine** Angaben, 1 x hat bereits DK → eindeut. Antw. vorgeb.
7.6 Nierenleiden	18 x **keine** Angaben, 1 x nein; 1 x Nierenstein, seitdem keine Probl.
7.7 Schwitzen	16 x **keine** Angaben, Angaben wie: Hyperthyreose, manchmal, o. B.
7.8 Persönlicher Umgang mit Ausscheidungsproblemen	15 x **keine** Angaben, Angaben wie: nimmt Abführmittel, keine, 3 x in der Nacht, leidet unter der Krankheit
7.9 Aufklärung über Katheter	11 x **keine** Angaben, 6 x über DK aufgeklärt, ist Pat. bekannt

Fragen nach dem Stuhlgang (7.1 und 7.2) haben keine Relevanz für die Pflege im OP, aber bei Stuhlinkontinenz kann sich die Infektionsrate erhöhen. Eindeutige Antwortvorgaben würden auch hier die Häufigkeit der Angaben erhöhen.

Ausscheidung

8. Sexualität	
8.1 **Frau:** Mammae	bei allen **10 Frauen** erfolgte **keine** Angabe
8.2 Ausfluss	10 x **keine** Angaben
8.3 Letzte Menstruation	6 x **F**, 2 x ∅, 1x HE 1978, 1x mit ca. 48 Jahren
8.4 Klimakterium	10 x **keine** Angaben → Relevanz f. OP-Pflege?
8.5 Schwangerschaft	5 x **F**, Angaben wie: 1 Schwangerschaft, 1 Abgang, keine
8.6 **Mann:** Prostatabeschwerden	bei **10 Männern** 4 x **F**, 4 x ∅, Angaben wie: laut Befund o. B., ja Prostatahypertrophie TUR 1977
8.7 Pers. Umgang mit Problemen	20 x **keine** Angaben
8.8 Aufklärung über Rasur, Intimsphäre	16 x **F**, Angaben wie: aufgeklärt über DK und Rasur

Tab. 8: Sexualität

Der Komplex Sexualität ist geschlechtsspezifisch zu differenzieren. An den nur sehr wenigen Antworten wird deutlich, dass Fragen, die

Sexualität

die Sexualität betreffen, Tabus berühren. Auf Nachfrage bei den Mitarbeitern wurden auch eigene Unsicherheiten als Gründe genannt. Hinzu kam noch die Unkenntnis über die Zielsetzung einiger Fragen, zu der sich betreffend 8.1 Folgendes sagen lässt: Übergroße Mammae erfordern besondere Beachtung in Bezug auf den Hautschutz und können bei der Lagerung Probleme verursachen. Man könnte den Punkt weglassen und bei einer Frage nach dem Körperbau berücksichtigen. Außerdem kann es wichtig sein zu wissen, ob eine Frau blutet, weil sie menstruiert, oder ob die vaginale Blutung operationsbedingt ist und einer eventuellen Intervention bedarf. Bei den ausgewerteten Bögen hätte diese Frage altersbedingt nur bei zwei Frauen zutreffen können, die jünger als 55 Jahre waren.

Tab. 9: Soziale Interaktion

9. Soziale Interaktion	
9.1 Familienstand	2 x F, 18 x korrekte Angaben → Relevanz f. OP-Pflege?
9.2 Fam.angehörige	3 x F, sonst korrekte Angaben
9.3 Persönlicher Umgang mit eingeschränkter Interaktion	14 x F, 3 x ∅, Angaben wie: Pat. versorgt sich selbst, ist familiär versorgt, hat Freundin – organisiert sich Hilfe → Relevanz f. OP?
9.4 Aufklärung über Interaktion im OP	20 x keine Angaben

Tab. 10: Integrität der Person

10. Integrität der Person	
10.1 Stressfaktoren	11 x F, 3 x ∅, Angaben wie: nervös vor OP, nach außen ruhig, ziemlich aufgeregt, seit 8 Jahren in Deutschland, Angurten
10.2 Kürzlich erfolgte Veränderung im Leben	13 x F, 2 x ∅, Angaben wie: Mann 1967 gestorben, keine, ca. 2 Jahre Rentner, gute Freundin gestorben, lebt seit 13 Jahren allein → Relevanz f. OP-Pflege?
10.3 Religion	14 x keine Angaben, 2 x nicht gefragt, 4 x Angaben
10.4 Pers. Umgang mit Stresssituation, Religion	19 x keine Angaben, 1 x Patient fühlt sich wohl → Erklärungsbedarf
10.5 Emotionaler Zustand	3 x F, sonst sehr differenzierte Aussagen
10.6 Beobachtete körperliche Reaktionen	11 x F, Angaben wie: schlapp, hat 20 kg abgenommen, sehr still und ängstlich, leidet an Depressionen, etwas zusammengesunken
10.7 Aufklärung über Stresssituation im OP	15 x F, Angaben wie: erfolgt, OP schon 2x verschoben – froh, dass sie jetzt dran ist, erklärt wie es im OP zugeht

Die in Tabelle 9 angegebenen Daten weisen, obwohl sie überwiegend korrekt sind, eine geringe Relevanz für die das Projekt durchführende OP-Abteilung auf. Tabelle 10 enthält eine hohe Anzahl nicht ausgefüllter Daten. Die Stressfaktoren (10.1) lassen sich für den OP vielleicht besser unter dem Begriff Angst subsummieren, was den Antworten zu entnehmen ist. Im Zusammenhang mit der Integrität der Person sollte der Punkt 10.4 persönlicher Umgang mit Stresssituationen, Religion, nicht wegfallen, sondern als Umgang mit kulturellen Besonderheiten erfasst werden.

Soziale Interaktion und Integrität der Person

11. Schmerz	
11.1 Lokalisation von Schmerzen	7 x **F**, 6 x Ø, 5 x keine Schmerzen, Angaben wie: Kopf – Brust – Füße, Bauchschmerzen, Rücken, momentan vor Aufregung
11.2 Häufigkeit/ Dauer	10 x **F**, 3 x Ø, 3 x entfällt, Angaben wie: oft, besonders morgens, ständig, mehrmals täglich
11.3 Ausstrahlung	9 x **F**, 6 x Ø, 5 x entfällt, da keine Schmerzen
11.4 Schmerz-linderung	11 x **keine** Angaben, 5 x entfällt, da keine Schmerzen, Angaben wie: schwer zu erfragen, da ständig Schmerzen, Schmerzmittel
11.5 Kopfschmerzen	12 x **F**, 5 x Ø, Angaben wie: häufig, zeitweise, keine → Relevanz f. OP-Pflege?
11.6 Weitere Be-schwerden	14 x **F**, 6 x Ø
11.7 Persönlicher Um-gang mit Schmerzen	13 x **F**, 2 x Ø = incl. 4 Pat. ohne Schmerzen, Angaben wie: Schmerzmittel, schwer zu ertragen, unterdrückt, nicht sehr schmerzempfindlich, möchte PDK, da Angst vor Schmerzen
11.8 Aufklärung über Schmerzlinde-rung	14 x **F**, Angaben wie: Pat. weiß Bescheid, Pat. weiß, dass er sich etwas geben lassen soll

Tab. 11: Schmerz

Den Fragen nach Schmerzen liegt zugrunde, dass Patienten häufig Experten ihrer eigenen Schmerztherapie sind. Das Ergebnis soll bei der Lagerung berücksichtigt werden, um Schmerzsymptome nach Möglichkeit zu reduzieren. Obwohl die Angaben nicht ganz präzise sind, kann man davon ausgehen, dass die Anzahl der Schmerzpatienten gering war. Die Fragen nach Schmerzlinderung (11.1) und nach dem persönlichen Umgang mit Schmerzen (11.7) ließen sich in einer Frage zusammenfassen, ebenso Lokalisation (11.1) und Ausstrahlung (11.3).

Schmerzen

12. Sauberkeit/Bekleidung	
12.1 Haarersatz	19 x F, 1 x keine → eindeutige Antworten vorgeben
12.2 Erscheinung	4 x F, 16 x gepflegt, 1 x Zusatz aufgeschlossen und freundlich
12.3 Aufklärung u. a. über Desinfektionsmittel	3 x F, 17 x erfolgte differenzierte Aufklärung

Sauberkeit/
Bekleidung

Der hygienische Aspekt spielt in einer OP-Abteilung eine große Rolle, und das Infektionsrisiko könnte durch Unsauberkeit seitens der Patienten erhöht sein. Überwiegend ist die Frage nach der Erscheinung (12.2) auch so verstanden worden, wobei eine subjektivität Einschätzung wohl kaum zu verhindern ist.

13. Lehren/Lernen	
13.1 Muttersprache	4 x F, davon 1 x bei nicht Deutschem (!), sonst korrekte Angabe → zu demographischen Daten
13.2 Medikamenteneinnahme	8 x F, 4 x ∅, 7 x Angabe von Medikamenten, 1 x keine Medikamente → Relevanz f. OP-Pflege?
13.3 Alkoholkonsum	17 x keine Angaben, Angaben wie: wenig, 2 Bier am Tag, 1 x ausgestrichen bei Türken → Relevanz f. OP-Pflege?
13.4 OP-Einwilligung	2 x F, 1 x ∅, 17 x ja oder abgehakt → Erklärungsbedarf
13.5 Aufklärung zu Fragen des Patienten	20 x keine Angaben

Die Muttersprache sollte bei den demographischen Daten erfasst werden. Medikamenteneinnahme und Alkoholkonsum, der vermutlich gar nicht real angegeben wird, haben keine Relevanz für die Pflege im OP, sondern eher für die Anästhesie. Auf die Bedeutung der OP-Einwilligung sollte nochmals eingegangen werden.

14. Sonstiges	
	7 x keine Angaben, sonst sehr differenzierte Ergänzungen z. B. zur Angst, zu Sprachschwierigkeiten, Depressionen, Kälteempfinden, viermaligem Absetzen vom OP-Programm, Desinteresse des Pat., Informationsbedürfnis des Pat. nach der OP

Zusammenfassend lässt sich sagen, wenn man alle Ø-Zeichen als nein oder nicht relevant interpretieren würde, so wäre der Anteil der korrekt ausgefüllten Angaben wesentlich höher. Daraus ergibt sich ein deutlicher Aufklärungsbedarf. Auffallend ist, dass je weiter hinten im Bogen eine Angabe zu machen war, umso seltener wurde sie korrekt beantwortet.

In die Auswertung kamen 17 Bögen von Krankenschwestern und drei Bögen von Krankenpflegern, was etwa auch den realen Verhältnissen in der OP-Abteilung entspricht. Ein allgemeiner signifikanter Unterschied lässt sich nicht feststellen, allenfalls bei Einzelfragen ergeben sich geschlechtsspezifische Abweichungen. Einerseits fehlen bei allen von den Pflegern ausgefüllten Bögen die Angaben zum Körperbau (bei 17 von Schwestern erhobenen Daten fehlen sie nur 2 x), zur Temperatur (3 von 7 fehlenden Angaben), zur allgemeinen Hautfarbe (2 von 3 fehlenden Angaben) und zur Religion (3 von 14 fehlenden Angaben), andererseits erfolgten 2 x Angaben zum Alkoholkonsum von nur drei Angaben insgesamt.

Geschlechtsspezifische Abweichungen

Um eingrenzen zu können, ob eine Frage von der Pflegeperson nicht verstanden wurde, sind von neun Pflegekräften jeweils zwei Bögen ausgewertet worden. Greift man beispielsweise den Bereich 3, Sicherheit/Aktivität und Ruhe, heraus, so fehlen bei drei Fragen (3.9, 3.10a und 3.12) jeweils auf beiden Bögen, die von derselben Person erhoben wurden, die Angaben, und bei einer Frage (3.5) fehlen sie bei zwei Personen. Eine eindeutige Aussage lässt sich daraus jedoch nicht ableiten.

2.4.4.2 Reflexion durch die Mitarbeiter

Die Ergebnisse der schriftlichen Auswertung wurden in einer Mitarbeiterbesprechung präsentiert und diskutiert. Jeder einzelne Punkt des Assessmentbogens wurde besprochen und auf seine Relevanz für den OP hinterfragt.

Präsentation und Diskussion

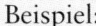

> Beispiel:
> Begriffe wie „geistiger Zustand" mussten nochmals erklärt werden. Es ist für die Pflege im OP wichtig, den geistigen Zustand eines Patienten zu ermitteln, um die Kooperationsfähigkeit des Patienten zu erfassen, die Korrektheit der Patientenaussagen zu beurteilen und eventuelle auffällige Reaktionen des Patienten beim Einschleusen in die OP-Abteilung bereits im Vorfeld auffangen zu können.

Lange wurde darüber diskutiert, ob es eine Erleichterung und Vereinfachung darstellt, wenn geschlossene Fragen gestellt werden und Antworten vorgegeben sind. Das Ergebnis wäre eindeutiger, und es ist eher sichergestellt, dass auch alle Fragen berücksichtigt werden. Um den

Bogen übersichtlicher und besser handhabbar zu machen, sollte die Aufklärung der Patienten über die ihn betreffenden Abläufe im OP auf einem gesonderten Blatt zusammengefasst werden. Die schriftliche Auswertung zeigt, dass viele mit dem Begriff „persönlicher Umgang mit . . ." nicht zurechtkamen, so dass er größtenteils gestrichen wurde.

Die Mitarbeiter meldeten zurück, dass Patienten während der präoperativen Pflegevisite darauf hinwiesen, dass sie bestimmte Angaben doch bereits gemacht hätten. So kam die Frage auf, welche bereits erhobenen Daten aus den Patientenakten entnommen werden konnten.

Es wurden auch Probleme in der Zusammenarbeit mit den Stationen angegeben, insbesondere aus Mangel an Informationen seitens der Stationen.

2.4.5 Neuer Arbeitsauftrag

Aus der schriftlichen Evaluation der Bögen und der Reflexion durch die Mitarbeiter resultierten neue Arbeitsaufträge.

2.4.5.1 Überarbeitung des Assessment-/Pflegeanamnesebogens

Vereinfachung

Die inhaltliche und redaktionelle Überarbeitung führten zu einem neuen Assessmentbogen, wie er in Kap. 2.5 abgedruckt ist. Viele bisher offene Fragen wurden durch vorgegebene Antworten, die nur anzukreuzen sind, ersetzt. Um bei dem bereits genannten Beispiel des „geistigen Zustands" (siehe Punkt 2.7 des Bogens) zu bleiben, wurden jetzt Kästchen hinzugefügt, die den für die Pflege im OP relevanten Zustand benennen, wie: angemessen orientiert oder eingeschränkt, abweichend oder nicht beurteilbar. Die Leerzeile darunter kann und soll für nähere Erläuterungen genutzt werden, denn der geistige Zustand lässt sich nicht ausschließlich in diese Kategorien einordnen. Daran wird die Gratwanderung deutlich, auf die man sich mit einem Fragebogen begibt. Die Kategorien dienen einerseits zur Orientierung für die Mitarbeiter und vereinfachen das Dokumentieren, andererseits ist die dadurch vorgegebene Einschränkung eine Möglichkeit, sich auf das Wesentliche zu beschränken und es auch für andere eindeutiger auszudrücken. Überwiegend findet man jedoch „nein-" und „ja-"Kästchen, die ggf. durch Erläuterungen wie die Lokalisation zu ergänzen sind.

Vergleich und Checkliste

Der Komplex Sexualität wurde vollständig gestrichen und die Frage nach Prostatabeschwerden in den Komplex Ausscheidungen mit integriert. Die Veränderungen können im Einzelnen durch einen Vergleich der beiden Bögen (erster Bogen siehe Kapitel 2.10 und zweiter Bogen Kapitel 2.11) ersehen werden.

Alle Gegebenheiten, über die der Patient möglichst informiert werden sollte, wurden unter dem Komplex 11 „Aufklärung des Patienten durch die OP-Pflegekraft über …" auf einem Extrabogen zusammengefasst, der im Anschluss an die Statuserhebung wie eine Checkliste verwendet werden kann, um über noch nicht genannte Kriterien im Zusammenhang mit der Operation zu sprechen.

Der neue Assessment-/Pflegeanamnesebogen konnte so von sechs auf zwei Seiten reduziert werden. Um die Auswertbarkeit und Statistik zu erleichtern, wurde eine Nummerierung vorgenommen.

11	**Aufklärung des Patienten durch die OP-Pflegekraft über:**			
1.	Kommunikation im OP:	ja ☐	nein ☐	
2.	Umgang mit Sehhilfe oder Hörgerät im OP:			
3.	Immobilität im OP (Fixieren usw.):	ja ☐	nein ☐	
4.	Lagerung:	ja ☐	nein ☐	
5.	Umgang mit seinen Hilfsmitteln im OP:	ja ☐	nein ☐	☐ nicht relevant
6.	Schlaf (Narkose, Prämedikation, Regionalanästhesie):			
7.	Geräusche im OP (Gespräche, Musik):	ja ☐	nein ☐	
8.	Kreislauf perioperativ:	ja ☐	nein ☐	
9.	AE-Strümpfe:	ja ☐	nein ☐	
10.	Körpertemperatur perioperativ:	Bewärmung im OP (intraop, postop):		
11.	Perioperative Atmung:	ja ☐	nein ☐	
12.	Rauchverbot vor OP:	ja ☐	nein ☐	
13.	Nahrungs- und Trinkverbot:	ja ☐	nein ☐	
14.	Umgang mit Zahnprothese, Zahnersatz im OP:			
15.	Operationsbedingte Änderungen der Ausscheidung (Blasenkatheter):			
16.	Toilettenbesuch vor OP:	ja ☐	nein ☐	
17.	Intimsphäre im OP:	ja ☐	nein ☐	
18.	Angehörige im OP (in Ausnahmefällen):	ja ☐	nein ☐	
19.	Schmerzlinderung intraoperativ, postoperativ:	ja ☐	nein ☐	
20.	Reinigung präoperativ:	ja ☐	nein ☐	
21.	Desinfektionsmittel:	ja ☐	nein ☐	
22.	Rasur:	ja ☐	nein ☐	
23.	OP-Vorbereitung: OP-Hemd, kein Nagellack, keine Hautlotion, kein Schmuck, kein Haarersatz, ggf. Socken und/oder Unterhose anlassen.	ja ☐	nein ☐	

2.4.5.2 Erarbeiten einer Legende zum Assessmentbogen

In der Praxis hat es sich als hilfreich erwiesen, wenn Schriftstücke zur Verfügung stehen, die man bei Fragen oder Unsicherheiten einsehen kann. Auch zur Einarbeitung neuer Mitarbeiter oder zur besseren Integrierung der Weiterbildungsteilnehmer sind schriftliche Unterlagen erforderlich. So wurde von der Autorin eine Legende für das Assessment erarbeitet, die drei Rubriken umfasst. Die erste Rubrik greift den Begriff vom Assessmentbogen wieder auf, in der zweiten Rubrik wird der Begründungszusammenhang zur Pflege im OP hergestellt bzw. der Sinn oder das Ziel dieser Frage erklärt. Die dritte Rubrik enthält Erläuterungen oder ergänzende Argumente. Sie gibt außerdem Hinweise auf bereits erhobene Daten und das Blatt in der Patientenakte, auf dem sie zu finden sind. Dadurch soll lästiges Suchen vermieden und für den Patienten das Sicherheitsgefühl vergrößert werden, da so von ihm bereits gemachte Aussagen von der OP-Pflegekraft gezielt aufgegriffen und vertieft werden können. Dies ist auch eine Möglichkeit, sich mit den Dokumentationssystemen der Stationen auseinanderzusetzen und das interdisziplinäre Verständnis zu fördern.

Diese Legende kann bei der Pflegevisite mit auf die Station genommen werden und bei der Durchsicht der Patientenakte als Unterstützung zum Auffinden der gesuchten Daten verwendet werden. Die Hinweise auf die Patientenakte sind der besseren Übersicht wegen unterstrichen (siehe Kapitel 2.10).

Unterstützung

2.4.5.3 Schulung der Mitarbeiter

Es war erforderlich, dass eine umfassende Schulung aller Mitarbeiter der OP-Abteilung erfolgte. In erneuten Mitarbeiterbesprechungen fanden Gruppenschulungen statt. Mitarbeiter, die daran nicht teilnehmen konnten, wurden in Einzelgesprächen geschult. Dabei wurde parallel zum Assessmentbogen die Legende durchgesprochen, Erläuterungen gegeben und Fragen beantwortet.

Einwände oder Ergänzungen durch die Mitarbeiter wurden aufgegriffen und soweit möglich noch integriert. Probleme, die im Zusammenhang mit der Pflegevisite auftraten, wurden reflektiert und bearbeitet.

2.4.5.4 Information anderer Abteilungen

Zunächst wurde die Pflegevisite und der Assessmentbogen auf der Stationsleitungsbesprechung vorgestellt. Die Stationsleitungen waren dann gefragt, Vorabinformationen an ihre Mitarbeiter weiterzugeben, einen Termin für die Vorstellung des Bogens auf der Station abzusprechen und die Mitarbeiter darauf vorzubereiten, Schwachpunkte zu benennen oder Fragen zu formulieren. Um möglichst viele Mitarbeiter

Vorstellung auf den Stationen

erreichen zu können, wurde entweder der Zeitpunkt nach der Dienstübergabe oder eine zusätzliche Dienstbesprechung gewählt. In der 30–45 Minuten dauernden Besprechung waren 7–13 Mitarbeiter anwesend. Zunächst wurde das gesamte Projekt vorgestellt unter besonderer Betonung des Pflegeprozesses, der im stationären Bereich zur Anwendung kommt und im Rahmen eines ganzheitlichen Konzepts die Operationsabteilung nicht ausschließen sollte.

Diskussion

Nachdem der Assessmentbogen vorgestellt und Fragen beantwortet waren, hatten die Mitarbeiter Gelegenheit, ihre Anfragen und Probleme in Bezug auf die präoperative Pflegevisite, die Zusammenarbeit und auch ihre Anregungen zu diskutieren. So wurde bemängelt, dass Fragen, die dem Patienten, bei dem keine Pflegevisite vorausgegangen war, vom OP-Personal beim Einschleusen gestellt werden, häufig als Routinefragen erlebt werden. Patienten hätten dann ein großes Mitteilungsbedürfnis, und es bestehe die Gefahr, dass etwas vergessen werde. Es wurde auch festgestellt, dass viele Daten doppelt erhoben würden, aber gleichzeitig die Bereitschaft signalisiert, bei der Erstellung der Erläuterungen mit den Hinweisen auf bereits erhobene Daten zu helfen. Probleme in der Zusammenarbeit gebe es durch gelegentliche Differenzen meist aufgrund persönlicher Verhaltensweisen. Daneben wurden Wünsche an das OP-Personal formuliert, beispielsweise eine bessere Kommunikation bei der Patientenbestellung, um unnötige Wartezeiten für den Patienten an der OP-Schleuse zu vermeiden. Der Ansatz, den Patienten ohne Mundtuch in Empfang zu nehmen, wurde begrüßt und sollte noch konsequenter umgesetzt werden.

Auf die Anfrage des OP-Personals nach einem Ort auf der Station, an dem ein ungestörtes Gespräch mit dem Patienten eventuell auch unter vier Augen stattfinden könne, wurde seitens des Stationspersonals angeboten, auf Nachfrage dafür Sorge zu tragen.

Grundsätzlich wurde die präoperative Pflegevisite von allen Stationen begrüßt, aber bemängelt, dass sie zu selten stattfinde, mit eher abnehmender Tendenz.

Informationen des Anästhesie-Pflegepersonals

Als letzte pflegerische Abteilung erfolgte die Information der Anästhesieschwestern und -pfleger, von denen etwa 14 Personen an der Dienstbesprechung teilnahmen. Die Atmosphäre der Besprechung war ruhig, bis die Stimmung in offene Opposition umschlug. Die Reaktionen reichten vom Infragestellen des Zeitrahmens, der für das Erheben der Daten notwendig ist (wie das OP-Personal dies denn mit dem vorhandenen Personal überhaupt schaffe), bis hin zur Belustigung über die Frage nach den kulturellen Besonderheiten (bald kämen die Patienten noch mit ihrem Schleier in den OP!). Der Bogen wurde als überflüssig abgelehnt. Eine patientenorientierte Denkweise war nicht erkennbar.

Von dem Projekt unterrichtet wurde auch der Chefarzt der Chirurgie. Der regelmäßige Dialog mit der Klinikpflegedienstleitung und der Pflegedirektion war ein wichtiges Element der Befürwortung und Unterstützung des Projekts in seiner praktischen Umsetzung.

2.4.6 Testphase

Nachdem sich die Mitarbeiter der OP-Abteilung mit dem neuen Bogen vertraut gemacht hatten und mit einem erweiterten Wissen über den Sinn der einzelnen Fragen ausgestattet waren, stieg auch die Motivation. Von Seiten der Stationen wurde ihnen nun sehr viel mehr Verständnis entgegengebracht.
Die Durchführung der präoperativen Pflegevisite unter Anwendung des neuen Assessmentbogens fand analog der in Kapitel 2.4.3.2 beschriebenen Vorgehensweise statt.

2.4.7 Zweite Evaluation

Nach vier Monaten konnte im August 1997 die zweite Evaluation der Assessmentbögen durchgeführt werden mit der Fragestellung, ob diese Bögen vollständiger ausgefüllt waren und sich die Qualität der Formulierungen in Bezug auf ihre Aussagekraft und Verständlichkeit verbessert hatte.
Ein direkter Vergleich aller Daten mit der ersten Evaluation lässt sich nur eingeschränkt herstellen, da sich Form, Umfang und zum Teil auch der Inhalt geändert haben.

2.4.7.1 Schriftliche Auswertung

Es wurden erneut 20 Bögen ausgewertet (siehe Kapitel 2.11), wobei möglichst zwei Bögen von derselben Person sein sollten, und es wurden auch wieder Bögen von OP-Pflegern ausgewählt. Erwähnt werden muss noch, dass es zwei Versionen gibt, eine vom 18.03.97 und eine vom 26.03.97, die sich inhaltlich nur dadurch unterscheiden, dass in der Version vom 26.03.97 der Punkt 6.6 „Sonstige Drainagen" ergänzt wurde.
Allgemein lässt sich sagen, dass sich der Anteil der erhobenen und dokumentierten Daten erheblich erhöht hat. Aufgrund der vielfach vorgegebenen Antworten kamen Zeichen wie ∅ nicht mehr vor. Da nur wenig freier Text zu schreiben war, reduzierten sich die Anfragen an die Lesbarkeit. Aus einigen Antworten ließ sich dennoch ein Erklärungsbedarf ableiten.

Verbesserung

Legende zu den Tabellen vom August 1997

F = fehlt,   → = Anmerkung der Verfasserin

Tab. 1:
Demographische Daten

1. Demographische Daten	
1.1 Geschlecht	20 x korrekt ausgefüllt, 13 Pat. männl., 7 Pat. weibl.
1.2 Nationalität	2 x F, 18 Deutsche, 2 Ausländer
1.3 Muttersprache	1 x F, sonst korrekt ausgefüllt
1.4 Auskunftgeber	1 x F, sonst korrekt ausgefüllt
1.5 Beruf	4 x F, 1 x?, 1 x R (Rentner?)
1.6 OP-Datum/Notfall	Datum: korrekt ausgefüllt/Notfall: 7 x F → Erklärungsbedarf
1.7 Geplante OP/Seite	20 x korrekt ausgefüllt, ist manchmal schwer zu lesen, → **deutlicher schreiben**
1.8 OP-Einwilligung	1 x F, → mit welcher Konsequenz?
1.9 Voroperationen	20 x korrekt ausgefüllt, → einheitliche Abkürzungen benutzen
1.10 Infektions- krankheit	2 x F, sonst korrekt ausgefüllt
1.11 Schwanger- schaft	1 x Ja beim Mann **(?)**
1.12 Pflegeperson Handzeichen Datum	gesamte Punkt 1.12. ist 10 x unvollständig ausgefüllt, 6 x Name oder HZ falsch, 6 x Datum **F** →Erklärungsbedarf

Demographische Daten

Unter Punkt 1.6 wurde das OP-Datum zwar immer korrekt angegeben, aber nicht immer angekreuzt, ob es sich um eine geplante OP handelte, wovon in der Regel ausgegangen werden muss, oder um einen Notfall.

Einmal fehlte die Angabe zur OP-Einwilligung, was weitreichende Konsequenzen hätte, wenn sie tatsächlich nicht vorhanden wäre.

Beispiel:
Bei der Nennung der Operation bzw. der Voroperationen fiel auf, dass Abkürzungen nicht immer allgemein verständlich waren: „LH '90 li (MM)" oder „expl. Lap. eventuell Hemikolektomie li + CHE". Uneinheitlich waren die Abkürzungen für die Appendektomie, die mit „App." oder mit „AE" angegeben wurden.

Bei den Angaben zur datenerhebenden Pflegeperson, dem Datum und Handzeichen (1.12.) gibt es immer noch Aufklärungsbedarf.

2. Kommunikation/Wahrnehmung	
2.1 Schwindel	1 x F, sonst korrekt ausgefüllt
2.2 Schlaganfall	1 x F, sonst korrekt ausgefüllt
2.3 Krampfanfälle	1 x F, sonst korrekt ausgefüllt
2.4 Sehvermögen	2 x F → eventuell Feld: Lesebrille ergänzen?
2.5 Hörvermögen	1 x F, sonst korrekt ausgefüllt
2.6 Zähne	1 x F, sonst korrekt ausgefüllt
2.7 Geistiger Zustand	2 x F, sonst korrekt ausgefüllt
2.8 Sprache	3 x F, gute ergänzende Beobachtungen

Tab. 2:
Kommunikation/
Wahrnehmung

Oft wurde die Ergänzung Lesebrille gewählt, was für den OP nur
bedingt wichtig ist.

3. Sicherheit/Aktivität und Ruhe	
3.1 Allergien	2 x ja nicht angekreuzt, trotz Angaben zu vor-handener Allergie, sonst korrekt ausgefüllt
3.2 Frakturen	4 x F
3.3 WS-Beschwerden	2 x F plus 1 x nein angekreuzt und 1 x F, trotz Angabe von Beschwerden
3.4 Taubheitsgefühl	→ bei ja immer Lokalisation angeben, sonst korrekt ausgefüllt
3.5 Kribbeln	1 x F, sonst korrekt ausgefüllt
3.6 Beweglichkeit der Gelenke	20 x korrekt ausgefüllt mit differenzierten Ergänzungen
3.7 Implantate	20 x korrekt ausgefüllt
3.8 Amputationen	1 x F, sonst korrekt ausgefüllt
3.9 Aktivität	7 x F, 3 x nicht beobachtbar → Erklärungs-bedarf
3.10 Größe, Gewicht	3 x F oder unvollständige Angaben
3.11 Körperbau	20 x korrekt ausgefüllt
3.12 Lähmungen	1 x F, sonst korrekt ausgefüllt
3.13 Missbildungen	1 x F, sonst korrekt ausgefüllt
3.14 Hautdefekte	1 x jein, 1 x F, mit differenzierten Ergänzungen

Tab. 3:
Sicherheit/Aktivität und
Ruhe

Der hohe Anteil fehlender Angaben zur Aktivität (3.9) zeigt, dass
scheinbar immer noch nicht alle Unklarheiten über den Sinn dieser
Frage ausgeräumt sind, auch wenn er gegenüber der ersten Auswertung mit 19 fehlenden Antworten zu sieben erheblich gesunken ist.

Sicherheit/Aktivität und
Ruhe

Tab. 4:
Kreislauf

4. Kreislauf	
4.1 Temperatur-empfinden	1 x Schwitzen und Frieren angekreuzt, sonst korrekt ausgefüllt
4.2 Ödeme	korrekt ausgefüllt, 1 x ergänzt durch „Varizen"

Tab. 5:
Atmung

5. Atmung	
5.1 Atemnot in Ruhe	1 x nein und ja angekreuzt, sonst korrekt ausgefüllt
5.2 Asthma	20 x korrekt ausgefüllt
5.3 Bronchitis	20 x korrekt ausgefüllt
5.4 Atemgeräusche	3 x **F**, sonst korrekt ausgefüllt
5.5 Zyanose	20 x korrekt ausgefüllt
5.6 Tuberkulose	20 x korrekt ausgefüllt
5.7 Persönl. Umgang mit Atemproblemen	wurde nur 2 x beantwortet, obwohl noch bei vier weiteren Pat. in Frage gekommen wäre → Erklärungsbedarf

Kreislauf und Atmung

Wie aus den Tabellen 4 und 5 ersichtlich wird, wurden fast immer korrekte Angaben gemacht. Der persönliche Umgang mit Atemproblemen (5.7) sollte immer dann erwähnt werden, wenn eine der vorausgegangenen Fragen zur Atmung mit „ja" beantwortet wurde. Es gibt dem Patienten Sicherheit, wenn er weiß, dass auf seine Atembeschwerden beispielsweise durch Oberkörperhochlagerung im OP eingegangen wird oder er auch sein Atemspray, in Absprache mit der Anästhesie, mit in den OP nehmen kann.

Tab. 6:
Ausscheidung

6. Ausscheidung	
6.1 Stoma vorhanden/welches, Lokalisation	19 x nein, 1 x ja, aber es fehlt Nennung und Lokalisation des Stomas
6.2 Stoma geplant	20 x korrekt ausgefüllt
6.3 Stuhlinkontinenz	2 x **F**, sonst korrekt ausgefüllt
6.4 Harninkontinenz Prostatabeschwerden	1 x **F**, sonst korrekt ausgefüllt 11 x **F** bei Männern, nur 2 x angekreuzt → **eventuell für Frauen durch „entfällt" ergänzen → Erklärungsbedarf**
6.5 Harnableitung	20 x korrekt ausgefüllt
6.6 Sonst. Drainagen	14 Bögen vom 18.3. ohne Punkt 6.6., bei restlichen 6 Bögen 1 x **F**

Ausscheidung

Bei 13 männlichen Patienten wurde die Frage nach den Prostatabeschwerden nur zweimal korrekt beantwortet. Da sich aus dieser Frage eine erhebliche Relevanz für das Katheterisieren ergeben kann, sollte sie nochmals besprochen werden.

7. Integrität der Person	
7.1 Ängste	6 x **F**, sonst korrekt ausgefüllt
7.2 Persönl. Umgang mit kulturellen Besonderheiten	16 x nicht ausgefüllt → **Erklärungsbedarf**

Tab. 7: Integrität der Person

Ängste und den Umgang mit kulturellen Besonderheiten zu erfassen, ist nicht einfach, daher auch der hohe Anteil an fehlenden Antworten. Ziel ist es, den Patienten mit seinen kulturellen Besonderheiten ernst zu nehmen und soweit wie möglich zu unterstützen. Eine Moslima sollte besser von einer Krankenschwester betreut werden als von einem männlichen Kollegen.

Integrität der Person

8. Schmerz	
8.1 Lokalisation von Schmerzen	8 x nicht ausgefüllt → **wenn keine Schmerzen vorhanden, bitte auch hinschreiben**
8.2 Häufigkeit/Dauer	unvollständig ausgefüllt → **Relevanz f. OP-Pflege?** unvollständig ausgefüllt → **Relevanz f. OP-Pflege?**
8.3 Persönl. Umgang mit Schmerzen	nur 4 x ausgefüllt → **Erklärungsbedarf**

Tab. 8: Schmerz

Der gesamte Bereich Schmerz ist überwiegend unvollständig ausgefüllt und muss nochmals diskutiert werden. Möglicherweise sollte am Beginn die grundsätzliche Frage stehen, ob überhaupt Schmerzen vorhanden sind. Häufigkeit und Dauer der Schmerzen haben keine Relevanz für die Pflege im OP.

Schmerzen

9. Sauberkeit/Bekleidung	
9.1 Äußere Erscheinung	20 x korrekt ausgefüllt
9.2 Haarersatz	20 x korrekt ausgefüllt

Tab. 9: Sauberkeit/Bekleidung

10. Sonstiges	
	12 x wurden sonstige Angaben gemacht

Tab. 10: Sonstiges

Zusammenfassend lässt sich sagen, dass die neuen Bögen in der praktischen Anwendung leichter zu handhaben sind, was auch aus dem höheren Anteil korrekt ausgefüllter Antworten zu entnehmen ist. Die beiden einzigen korrekten Angaben zur Frage nach den Prostatabeschwerden kamen von einer Schwester, während sie beim Pfleger

Korrekte Antworten

fehlten. Angaben wurden sonst selten von einer Person auf beiden ausgewerteten Bögen nicht gemacht, so dass davon ausgegangen werden kann, dass die Fragen auch verstanden wurden. Der Trend, je weiter hinten eine Frage steht, umso unvollständiger wurde sie beantwortet, setzte sich in der zweiten Evaluation nicht fort.

Eine Besonderheit sollte noch erwähnt werden: Bei dem Patienten Nr. 3, aufgenommen von Schwester B, und Nr. 1, aufgenommen von Schwester F, handelt es sich um dieselbe Person, die innerhalb der vier Monate zweimal operiert werden musste. Schwester B hat die Wirbelsäulenbeschwerden erfasst, allerdings „ja" und „nein" angekreuzt, während sie bei Schwester F völlig fehlten. Es kann vermutet werden, dass die sechs Wirbel wie angegeben abgenutzt sind, aber keine Beschwerden verursachen. Daneben wurden noch das Temperaturempfinden mit „friert, nur linker Fuß" und „schwitzt leicht" und die äußere Erscheinung unterschiedlich angegeben. Die Angaben im Einzelnen können Kapitel 2.11 entnommen werden.

2.4.7.2 Vergleich beider Evaluationen

Erhöhte Antwortquote

Im Analyseresultat lassen sich deutliche Fortschritte erkennen. Die Verbesserung der Ausfüllsystematik durch das Vorgeben eindeutiger Antworten mit der Möglichkeit des Ankreuzens hat die Antwortquote wesentlich erhöht.

> Beispiel:
> Vergleicht man alleine die Bereiche 5 (Atmung) miteinander, wobei nur die Fragen zu bewerten sind, die in beiden Bögen vorkommen, so reduziert sich bei jeweils 140 möglichen Antworten die Zahl der fehlenden Angaben von 61 = 47,8 % auf 7 = 5 %.

Das Beantworten offener Fragen machte erwartungsgemäß größere Probleme, auch wenn bei den neuen Bögen eine Tendenz zu höherer Bereitschaft diese zu erfassen festgestellt werden kann.

Die neuen Bögen waren zweifellos vollständiger ausgefüllt, was zum einen auf die intensive Schulung zurückzuführen ist und zum anderen auf die daraus resultierende größere Sicherheit und zunehmende Erfahrung.

2.5 Ergebnisse

Bewährung und Akzeptanz in der Praxis

Das Projekt des Assessment-/Pflegeanamnesebogens und die präoperative Pflegevisite wurden mit der Fragestellung nach dem geeigneten Instrument und der Praktikabilität durchgeführt. Im Ergebnis lässt sich sagen, dass sich der revidierte Bogen in der Praxis bewährt hat und die detaillierte systematische Erhebung und Bewertung von Daten den Mitarbeitern als Grundlage der weiteren Schritte im Pflegeprozess dient. Sowohl inhaltlich als auch formal findet der Bogen Akzeptanz, was durch die zweite Evaluation deutlich wird. Aus allen 20 ausgewerteten Datensammlungen lässt sich auch von einer unbeteiligten OP-Pflegefachkraft eine operationsspezifische, individuelle Pflegeplanung entwickeln.

Bei jedem Patienten sind mindestens zwei pflegerelevante Aspekte erkennbar, die bei Nichtbeachtung schwer wiegende Konsequenzen für ihn und auch für das Budget der Klinik haben können.

Relevanz

> Beispiel:
> Eine Patientin sollte laparoskopisch cholecystektomiert werden. Im präoperativen Gespräch mit der OP-Pflegekraft erfuhr diese von der Patientin, dass bei ihr aufgrund mehrfacher Perikardergüsse eine Verbindung zwischen dem Perikard und dem Peritoneum bestehe. Ein laparoskopischer Eingriff hätte für die Patientin schwer wiegende körperliche Schäden zur Folge gehabt und für die Klinik ökonomische und möglicherweise juristische Konsequenzen bedeutet. Durch fachliche Kompetenz der Pflege und gute interdisziplinäre Zusammenarbeit konnte das verhindert werden.

Die präoperative Pflegevisite ist ein geeignetes Instrument zur Informationssammlung und Einschätzung des Patienten in Bezug auf seine OP-relevanten, individuellen Erfordernisse und Einschränkungen und, wie die Untersuchung gezeigt hat, bei entsprechenden organisatorischen Voraussetzungen auch praktikabel. Bis April 1998 wurden etwa 200–250 präoperative Pflegevisiten durchgeführt.

2.5.1 Beispiel einer kompletten Pflegeplanung

Das folgende Beispiel beschreibt den Pflegeprozess bei einem 73-jährigen deutschen Patienten, der planmäßig an einer Anus-praeter-Rückverlagerung und einer Cholecystektomie operiert werden sollte.

2.5.1.1 Pflegerische Einschätzung/Assessment

Das Assessment erfolgte analog dem zweiten neueren Assessmentbogen. Genannt werden hier nur die abweichenden relevanten Angaben.

1.8	OP-Einwilligung: ja
1.9	Voroperationen: Hemicolektomie links mit Anus-praeter (AP) und Retroperitonealabszess 1995
1.10	Infektionskrankheiten: MRSA 1995
2	Kommunikation/Wahrnehmung: gesamter Punkt o. B.
3.3	Wirbelsäulenbeschwerden: ja, LWS, vorwiegend bei Belastung
3.14	Hautdefekte: trockene, dünne, altersentsprechende Haut, Hautveränderungen beider Oberschenkelinnenseiten, Hautdefekte im AP-Bereich
4.1	Temperaturempfinden: friert leicht, manchmal kalte Hände
5.1	Atemnot bei Belastung
6.1	Stoma vorhanden: ja, doppelläufiger AP
7.1	Ängste: Patient hat „mehr Angst als Vaterlandsliebe"

2.5.1.2 Pflegediagnose, -ziel und -planung/Maßnahmen

Diagnose 1:	Angst, die zurückzuführen ist auf die bevorstehende Operation und die gemachten Erfahrungen.
Symptome:	verbale Äußerung, warme Hände (laut Patient ungewöhnlich, sonst eher kalt), erkennbare Anspannung.
Pflegeziel im OP:	Patient nutzt seine Ressourcen der Erfahrung durch Voroperationen und die präoperative Pflegevisite wirksam aus.
Pflegeplanung:	1. Patient fragt am präoperativen Tag nach Schlafmitteln, 2. Pflegeperson, die das Gespräch geführt hat, ist Ansprechpartner für den Patienten im OP, 3. Wohlbefinden des Patienten fördern durch persönliche Begrüßung und warme Tücher.

Diagnose 2:	Hautveränderungen der Innenseiten beider Oberschenkel sind zurückzuführen auf eine fragliche Mykose oder mechanische Faktoren wie zu enge Unterwäsche.
Symptome:	gerötete ca. 7x7 cm große Flächen mit teilweiser Hautabschürfung.
Pflegeziel im OP:	1. Hautläsionen werden nicht größer, 2. Verhinderung einer Mykosenverschleppung.
Pflegeplanung:	1. Reibung zwischen den Oberschenkeln vermeiden, 2. Hautstellen extra abdecken, 3. mit den Hautstellen in Berührung gekommene Materialien wie Wäsche sofort entsorgen.

Diagnose 3:	Stoma, doppelläufiger AP, bestehender Hautdefekt im Stomabereich sind zurückzuführen auf Voroperation mit AP-Anlage vor zwei Jahren.
Pflegeziel im OP:	1. Verhinderung der Keimverschleppung, 2. Reduzieren der Infektionsgefahr, Sekundärheilung, 3. Vermeidung von zusätzlicher Irritation der das Stoma umgebenden Haut.
Pflegeplanung:	1. präoperative Reinigung des Stomas auf Station, 2. anschließende Versorgung mit frischem Stomabeutel, 3. Reinigung des Stomas und der umgebenden Haut im OP unmittelbar vor der präoperativen Hautdesinfektion mittels Kompressen von außen nach innen.

Diagnose 4:	Zustand nach MRSA-Infektion.
Pflegeziel im OP:	Infektionsrisiko für Patienten und Mitpatienten reduzieren.
Pflegeplanung:	Entweder Patient wird als letzter Patient im Saal operiert oder vor der nächsten Operation muss der OP-Saal einer Endreinigung unterzogen werden.

2.5.1.3 Durchführung und Evaluation

Die Maßnahmen wurden wie in der Planung festgelegt durchgeführt. Evaluationsversuche wurden mehrmals unternommen, scheiterten aber daran, dass es dem Patienten entweder noch schlecht ging oder er in erheblichem Maße von Ausscheidungsproblemen tangiert war.

2.5.2 Reaktionen auf das Projekt

Die Reaktionen auf die präoperative Pflegevisite waren überwiegend positiv.

2.5.2.1 Reaktionen der Patienten

Die meisten Patienten haben vor einer Operation Angst, offene Fragen und häufig keinen adäquaten Gesprächspartner. Nach anfänglicher Verwunderung darüber, dass eine Pflegeperson aus der OP-Abteilung zu ihnen kommt, sind sie erfreut darüber, dass sich jemand Zeit nimmt, zuhört und mit ihnen spricht. Wenn sie erfahren, dass sie ihren Zahnersatz belassen können, den Slip nicht ausziehen müssen

Erleichterung, Aufbau von Vertrauen

und auch mit warmen Socken in den OP kommen dürfen, so verschafft das den Patienten Erleichterung und lässt ihnen einen größeren Teil ihrer Integrität. Ihnen ist die Person bekannt, die sie an der OP-Schleuse in Empfang nimmt und während der Operation betreut. Sie treten dadurch ein Stück aus der Anonymität heraus und wissen, dass sie bekannt sind und erwartet werden. Das schafft Vertrauen und nimmt beispielsweise die Angst vor Verwechslung. Der Patient wird mit Handschlag begrüßt und mit seinem Namen angeredet. Aber auch der Patient erwartet „seine" Pflegekraft.

> Beispiel:
> Äußerungen wie diese konnten beobachtet werden: „Ich habe schon auf Sie gewartet, ich wollte mal sehen, ob Sie auch da sind" oder: „Ich habe Sie schon von weitem gesehen, bei den ersten vier (in grün gekleideten Personen) waren Sie nicht dabei."

Eine kleine Befragung von zehn Patienten, die eine Mitarbeiterin der OP-Abteilung im Rahmen ihrer Abschlussarbeit des Stationsleitungskurses durchgeführt hatte, ergab, dass alle Patienten die präoperativ erfolgten Gespräche begrüßten und, soweit sie sich erinnern konnten, sich im OP gut betreut fühlte.

Postoperative Besuche Postoperative Besuchsangebote wurden von den Patienten begrüßt, waren aber in der Praxis weniger von Interesse für sie, da nach der Operation der Heilungsprozess oder die Auseinandersetzung mit der Krankheit im Vordergrund stand.

2.5.2.2 Reaktionen der Mitarbeiter im OP

Bewusster Umgang und Sensibilisierung Die intensive theoretische Auseinandersetzung mit Themen des Pflegeprozesses und der Qualitätssicherung sowie die praktischen Erfahrungen in der Umsetzung haben bei den Mitarbeitern ein anderes Bewusstsein und erhöhte Sensibilität im Umgang mit den Patienten bewirkt. Eine präoperative Pflegevisite durchzuführen wurde zunächst als Privileg erlebt, bedeutete aber auch eine zusätzliche Übernahme von Verantwortung. Herr X oder Frau Y wurden jetzt als „ihr" bzw. „sein" Patient empfunden, über den man mehr wusste als alle anderen, den man kannte und den man versorgte. Der Kontakt zu den Patienten wurde intensiver, häufiger und vor allem zielgerichteter. Der Aspekt der patientenorientierten Pflege im OP hat an Bedeutung zugenommen, und die Mitarbeiter stehen den technikbezogenen Tätigkeiten zunehmend kritisch gegenüber. Die Sicherheit im Umgang mit den Patientenakten nahm deutlich zu.

2.5.2.3 Reaktionen der Mitarbeiter der Stationen

Jetzt wo sichergestellt war, dass für das Pflegepersonal der Stationen keine zusätzlichen Aufgaben zu übernehmen waren und die präoperative Pflegevisite von Mitarbeitern der OP-Abteilung durchgeführt wurde, wuchs die Offenheit, und es entwickelte sich ein zunehmendes Verständnis für die Nachfragen der OP-Mitarbeiter. Vorher hatte das Stationspersonal den Eindruck, den Patienten an der OP-Schleuse abzugeben, während jetzt eher eine Übergabe stattfindet.

Verbesserte Kommunikation

> Beispiel:
> Eine Krankenschwester, die nach drei Jahren Pause ihre Berufstätigkeit wieder aufgenommen hatte, meinte, dass sich bei der Patientenübergabe sehr vieles positiv entwickelt habe, sie hätte das noch sehr schlimm in Erinnerung.

Bemängelt wurde, dass Tätigkeiten, die für Patienten unangenehm seien wie Rasur, Legen einer Magensonde oder eines Blasenverweilkatheters, im Rahmen der Patientenorientierung jetzt am Patienten in Narkose vom OP-Personal übernommen würden, so dass die Schüler dies auf den Stationen nicht mehr lernen könnten. Auch wenn diese Vorgehensweise als für den Patienten angenehmer akzeptiert wurde, ginge dadurch der Patientenkontakt verloren.

Kritik

2.5.2.4 Kooperation

Nachdem der Assessmentbogen auf einer Stationsleitungsbesprehung vorgestellt worden war, wurde von einem Pflegedienstleiter folgende Aussage gemacht: „Jetzt weiß ich endlich was Pflege im OP ist!" Auf dieser Basis ließ sich aufbauen, weil den Mitarbeitern von den Stationen deutlich wurde, dass der OP von der Komplexität der Patientenversorgung nicht abgekoppelt werden kann, im OP auch Pflege stattfindet und es Gemeinsamkeiten gibt. Jetzt kommt es vor, dass die für den zu operierenden Patienten zuständige Pflegeperson von der Station im OP anruft, wenn sie der Meinung ist, dass bei diesem Patienten eine präoperative Pflegevisite nötig sei, weil er besonders viel Angst hat oder Besonderheiten bei der Pflege im OP zu berücksichtigen sind. Umgekehrt werden alle Pflegenden der Station darüber informiert, dass eine präoperative Pflegevisite stattgefunden hat, indem die OP-Pflegefachkraft die Visite und eventuell Besonderheiten in die Patientenkurve unter der Rubrik „Konsile" einträgt. Eine bessere Kooperation entwickelte sich auch im Zusammenhang mit dem Patienteneigentum wie Brille und Zahnprothese, indem von

Förderung der Qualitätssicherung

den Stationen Behältnisse dafür bereitgestellt und mitgebracht wurden.

Um so ein Projekt in die Praxis umzusetzen, braucht es in jedem Fall die Unterstützung der Abteilungs- und Pflegedienstleitungen. Sie waren es, die im Vorfeld alle Bereiche informierten, Kontakte herstellten und Gespräche initiierten. Ihre positive Grundeinstellung zu dem Projekt bewirkte Offenheit und Motivation. Das Projekt fügte sich in das erklärte Abteilungsziel, die Qualitätssicherung, als ein wichtiger Baustein ein.

2.5.3   Diskussion der Ergebnisse und Forderungen

Kontinuität und Objektivität

Kompetente Pflegende haben schon immer aufgrund intuitiver Berufserfahrung auch ohne Pflegeplanung situativ richtig gehandelt und im Interesse der ihnen anvertrauten Menschen entschieden. Mit den einzelnen Schritten des Pflegeprozesses sollen diese Handlungsweisen reflektiert, begründet, dokumentiert und somit nachvollziehbar werden. In dem durchgeführten und in dieser Arbeit beschriebenen Projekt hat immer dieselbe Person, die die präoperative Pflegevisite durchgeführt hat, den Patienten auch vor, während und nach der Operation betreut. Würde die Forderung nach einer präoperativen Pflegevisite bei allen Patienten Realität, so müsste dieses Kriterium erweitert werden, oder es müssten Umstrukturierungen vorgenommen werden, um zu gewährleisten, dass die Bezugspflegeperson dieselbe ist. Es wäre dann die Frage zu stellen, ob die von Schwester A vorgenommene Einschätzung und Planung auch für Schwester B nachvollziehbar ist und so übernommen werden kann. Wahrnehmungen und Interpretationen beinhalten immer eine gewisse Subjektivität, die es gilt, nachvollziehbar zu erläutern oder durch möglichst objektivierbare Angaben zu ersetzen bzw. zu ergänzen. Zur Erkennung von Schwachstellen wäre eine gegenseitige Supervision denkbar, indem zwei Pflegefachkräfte gleichzeitig den Patienten besuchen, die eine das Gespräch führt und anschließend ein Austausch über das Ergebnis stattfindet. Reflektierendes Erfahrungslernen kann auch durch Thematisieren der Fragen und Probleme in Mitarbeiterbesprechungen erfolgen.

Schulungen

Wünschenswert wäre eine ergänzende, regelmäßig stattfindende Schulung aller Mitarbeiter in der patientenzentrierten Gesprächsführung.

Optimierung der Ressourcen

Es muss überlegt werden, inwieweit es trotz knapper Personalkapazität und hoher Auslastung machbar ist, die Ressourcen so auszunutzen, dass bei allen Patienten eine präoperative Pflegevisite durchgeführt werden kann. Konflikte könnten dadurch entstehen, dass bei zwei Patienten, die in einem Zimmer liegen, nur bei einem die Visite erfolgt und sich der andere dadurch benachteiligt, diskriminiert oder

schlechter behandelt fühlt. Eine transparente begründete Selektion wäre nur dann denkbar, wenn das Pflegepersonal der Stationen in die Auswahl mit einbezogen würde. Besonders wichtig ist eine präoperative Kontaktaufnahme und eine pflegerische Einschätzung seitens des OP-Personals bei Säuglingen, Kleinkindern, verwirrten Menschen und Patienten, mit denen eine Verständigung nicht möglich ist. Gegebenenfalls sind andere Bezugspersonen bei der Informationssammlung mit einzubeziehen und ihnen eine Begleitung des Patienten bis zur Narkoseeinleitung zu ermöglichen.
Bei der Auswahl der Patienten zum Assessment sollte die OP-Pflegekraft nach Möglichkeit Geschlecht, Nationalität und Religion des Patienten berücksichtigen.

Ökonomisch gesehen lassen sich zwei Aspekte ausmachen. Dem Zeit- und Arbeitsaufwand des Pflegepersonals zur Durchführung der präoperativen Pflegevisite und zur Erstellung der Pflegeplanung stehen Einsparungen durch das Wegfallen unnötiger zusätzlicher Tätigkeiten aufgrund einer differenzierteren Planung sowie einem gezielteren Materialeinsatz gegenüber. Die mit der Pflegeplanung einhergehende erhöhte Sicherheit für den Patienten hat eine sofortige Wirkung zur Folge, die größere Zufriedenheit der Patienten einen mittel- und langfristigen Nutzen für die Klinik. Eine groß angelegte Befragung aller chirurgischen Patienten in Bezug auf ihre Zufriedenheit ist seitens der Klinik geplant. In diese Befragung sollen auch Elemente der prä-, intra- und postoperativen Versorgung aufgenommen werden. Im Rahmen dieser Arbeit konnte eine umfangreiche Befragung nicht geleistet werden, ist aber als Ergänzung und Evaluation der Ergebnisse erstrebens- und wünschenswert.
Die postoperative Pflegevisite muss als Evaluationsmöglichkeit zum festen Bestandteil des Pflegeprozesses ausgebaut und etabliert werden.

Ökonomischer Nutzen

2.6 Grenzen der Umsetzbarkeit des Pflegeprozesses in der OP-Abteilung

Abgesehen vom Nichterfüllen der in Kapitel 2.2 bzw. 2.2.1 genannten allgemeinen Rahmenbedingungen ist die Umsetzung des Pflegeprozesses bei engen Personalressourcen und hoher Auslastung gefährdet.

In Bezug auf den Assessment-/Pflegeanamnesebogen und die präoperative Pflegevisite ist zu berücksichtigen, dass Informationssammlungen und Einschätzungen immer nur den momentanen Zustand erfassen können, der sich kurzfristig ändern kann. Dabei spielt nicht nur die jeweilige physische und psychische Verfassung, in der sich der

Unsichere Faktoren

Patient gerade befindet, eine Rolle, sondern auch Umgebungsfaktoren wie Raum, Zuhörer, Zeitpunkt und die Gesprächsatmosphäre. Das Bild, das die OP-Pflegefachkraft erhält, ist somit immer partiell und lässt sich aufgrund des kurzzeitigen Kontakts auch kaum ergänzen oder korrigieren. Hinzu kommt der subjektive und professionelle Filter, durch den das Ergebnis beeinflusst wird.

Fehlverhalten, mangelndes Bewusstsein

Handeln, das sich nicht am Patienten orientiert, und interprofessionelle Blockadehaltungen stellen den Erfolg der Umsetzung des Pflegeprozesses in Frage.

Eine Grenze ist in dem vielfach noch nicht vorhandenen Bewusstsein der Pflegefachkräfte zu sehen, das die Durchführung und Dokumentation des Pflegeprozesses die Aufgaben der Pflege transparent macht und abgrenzt und so zur Professionalisierung der Berufsgruppe beiträgt.

2.7 Ausblick

Anerkennung

In den letzten Jahren hat die Diskussion um die präoperative Pflegevisite zugenommen, und es ist ein deutlicher Umdenkungsprozess erkennbar. Während vor drei Jahren heftige Kritik und Skepsis dominierten, wächst jetzt die Zustimmung zur präoperativen Pflegevisite, und sie wird zunehmend als Instrument der patientenorientierten Versorgung im OP anerkannt.

Interprofessionalität

Im Rahmen der wachsenden Vernetzung auch in den Krankenhäusern sollte die Pflegeprozessdokumentation der Stationen und der OP-Abteilung zusammengeführt werden, um den Pflegenden mittels einer lückenlosen Dokumentation eine effiziente, systematische und übersichtliche Abbildung des Pflegeverlaufs zu ermöglichen, aus der sich dann auch integrative und rückbezügliche Handlungsansätze ergeben. In einer Arbeitsgruppe aus Mitarbeitern beider Bereiche muss ein Konzept erarbeitet werden, das elementare Daten in übersichtlicher Form für beide Bereiche enthält, Doppelerhebungen überflüssig macht und erkennen lässt, welche Informationen bereichsübergreifend von Bedeutung sind.

NANDA-Diagnosen

Der eingeführte und evaluierte Assessment-/Pflegeanamnesebogen bietet mit seinen erhobenen Daten eine gute Grundlage für die operationsspezifische und individuelle Umsetzung des Pflegeprozesses, der zurzeit aber nur ansatzweise geschieht. Da die Einführung schrittweise erfolgen soll, wird nun die Schulung der Mitarbeiter im Umgang mit den Pflegediagnosen durchgeführt. Es bleibt nur die Frage, auf welche Diagnosen man zurückgreift. Die bekanntesten sind die, die im amerikanischen Raum gebräuchlich sind und von der NANDA (North American Nursing Diagnosis Association) begutachtet, klassifiziert und in einem Katalog als anerkannt aufgenommen werden.

Viele Pflegeprobleme lassen sich mit einer NANDA-Diagnose belegen, aber man stößt schnell an Grenzen, besonders wenn es sich um operationsspezifische Grundlagen zur Auswahl von Interventionen handelt, beispielsweise wenn präoperativ ein Blasenverweilkatheter gelegt werden muss zur Aufrechterhaltung der Vitalfunktionen, zur Flüssigkeitsbilanzierung und zur intraoperativen Ausscheidungskontrolle.

Der Weltbund der Krankenschwestern und Krankenpfleger hat 1989 in Seoul auf Bestreben der WHO den Entschluss gefasst, eine internationale Klassifikation der Pflegediagnosen, Pflegeinterventionen und Pflegeergebnisse für die Pflegepraxis zu entwickeln. Das Klassifikationssystem der ICNP (International Classification for Nursing Practice) und ihre Interventionen werden zurzeit weltweit diskutiert, um einen Konsensprozess einzuleiten. Dieses Klassifikationssystem kann als Mittel zur Strukturierung der Dokumentation der klinischen Krankenpflege Anwendung finden. Eine deutsche Übersetzung der bisherigen Ergebnisse ist inzwischen verfügbar. Es muss überprüft werden, ob sich dieses sehr differenzierte System auf die Praxis einer Operationsabteilung übertragen lässt.

Klassifikationssystem der ICNP

2.8 Schlusswort

In diesem Kapitel konnte exemplarisch dargestellt werden, dass der strukturierte Assessment-/Pflegeanamnesebogen und die präoperative Pflegevisite geeignete Instrumente zur Informationssammlung und individuellen Einschätzung des Patienten sind. Die Einführung des ersten Schritts im Pflegeprozess wurde erfolgreich abgeschlossen und evaluiert. Eine umfassende Befragung der Patienten und Mitarbeiter steht noch aus. Der Bogen selbst wird immer wieder Gegenstand der Erörterung sein müssen, um ihn den aktuellen Gegebenheiten anzupassen. Es wäre wünschenswert, wenn der Assessmentbogen nach umfassender Diskussion und gegebenenfalls Modifikation der erforderlichen Daten auch in anderen Kliniken Anwendung finden würde, Interesse und Nachfrage gibt es bereits.

Geeignete Instrumente im Pflegeprozess

Den Pflegeprozess konsequent während des gesamten Krankenhausaufenthalts eines Patienten anzuwenden, muss als Forderung aufrechterhalten werden, denn er ist als Instrument der systematischen, geplanten und individuellen Pflege auch in der Operationsabteilung unverzichtbar.

Konsequente Anwendung

Die Pflege endet nicht vor der Tür des Operationssaals, sondern findet ebenso in der Operationsabteilung statt. Wenn es gelingt, diese Tatsache, unter anderem mithilfe des Assessments und der prä- und postoperativen Pflegevisite, nach außen darzustellen, lassen sich damit drei Ziele erreichen: Erstens wird belegbar, dass der Einsatz von

Pflege im OP

Pflegefachkräften in der OP-Abteilung unverzichtbar ist, zweitens wird die Möglichkeit geschaffen, dass das Pflegepersonal der OP-Abteilung aus seiner Isolierung heraustreten kann und ein interprofessioneller Kommunikationsprozess in Gang gesetzt wird, und drittens wird die Kontinuität der patientenorientierten Pflege erweitert und somit die Qualität der pflegerischen Versorgung erhöht mit Auswirkungen auf das Vertrauen und die Zufriedenheit der Patienten.

Mit der Einführung des Pflegeprozesses in die OP-Abteilung erfolgt ein weiterer Schritt auf dem Weg zur Professionalisierung der Pflegeberufe.

2.9   Literatur

Alfaro LeFevre, Rosalinda (1994): Applying Nursing Process. 3. Aufl., Philadelphia.

Alexander's Care of the patient in surgery (1995). 10. Aufl., St. Louis.

Atkinson, Lucy Jo (1992): Berry & Kohn's operating room technique. 7. Aufl., St. Louis.

Beranek, Jaroslava/ Schreuers, Elisabeth (1993): Aktuelle Pflegetechniken im OP. Berlin.

Booth, Kate (1991): Pre-operative visiting. A step by step guide. In: British Journal of Theatre Nursing 10/1991, S. 30–31; 11/1991, S. 6–7.

Bundesministerium für Gesundheit (Hrsg.) (1997): Leitfaden zur Einführung von Qualitätssicherung pflegerischer Arbeit im Operationsdienst. Schriftenreihe des BMG Band 83, Baden-Baden.

Burridge, Letitia (1993): Challenging the Traditional View of Preoperative Visiting. In: British Journal of Theatre Nursing, Vol. 3 No. 4, 7/1993, S. 12–14.

Döbler, Edeltraut (1989): Die Bedeutung von Pflegetheorien und Pflegeprozessmodellen für die Pflege im Operationsdienst. In: Beilage zur Deutschen Krankenpflege-Zeitschrift, 42. Jh., Heft 7, Stuttgart.

Döbler, Edeltraut (1990): Der Krankenpflegeprozess im Funktionsdienst. Deutscher Berufsverband für Krankenpflege (Hrsg.), Kongressband Funktionsdienste 2000 – Akzente setzen, Frankfurt.

Doenges, Marilynn E./ Moorhouse, Mary Frances (1996): Pflegediagnosen und Maßnahmen. 2. Nachdruck, Bern.

Entwurf zur Ausbildungs- und Prüfungsverordnung für die Berufe in der Krankenpflege: Bundesrats-Drucksache 578/03 vom 13.8.03.

Ethicon OP Forum (Hrsg.) (1990): Praxis im Operationsdienst – Band Einführung, Norderstedt.

Gesetz über die Berufe in der Krankenpflege (2003). Bundesgesetz-blatt Jahrgang 2003 Teil I Nr. 36, Bonn, 21. Juli 2003.

Groah, Linda K. (1990): Operating room nursing – perioperative practice. 2. Aufl., Connecticut.

Heering, Christian u. a. (1996): Pflegevisite und Partizipation. Berlin, Wiesbaden.

Höfling, Siegfried (1988): Psychologische Vorbereitung auf chirurgische Operationen. Berlin.

Hüfner, Klaus u. a. (1996): Prä- intra- und postoperative Pflege. DBfK, Eschborn.

Juchli, Liane (1994): Pflege, Praxis und Theorie der Gesundheits- und Krankenpflege. 7. Aufl., Stuttgart.

Kalideen, Doreen (1991): The case for preoperative visiting. In: British Journal of Theatre Nursing, 8/1991, S. 19–22.

Klie, Thomas/Stascheit, Ulrich (Hrsg.) (1996): Gesetze für Pflegeberufe, Verordnungen, Richtlinien. Band 70, 2. Aufl., Frankfurt.

Klohmann, Maria (1997): Die präoperative Pflegevisite – Vorbereitung, Anleitung, Umsetzung. Unveröff. Abschlussarbeit des Leitungskurses, DBfK, Essen.

Krohwinkel, Monika (1993): Der Pflegeprozess am Beispiel von Apoplexiekranken. Baden-Baden.

Leinonen, Tanja u. a. (1996): The quality of intraoperative nursing care: the patient's perspective. In: Journal of Advanced Nursing, 24, S. 84–852.

Long, Barbara C. u. a. (1993): Medical-surgical nursing: a nursing process approach. 4. Aufl., St. Louis.

Meineke-Wolf, Elisabeth (1996): Der Eingang von Pflegetheorien und Pflegeprozess in die Operationsabteilung, dargestellt an einem ausgewählten Beispiel. Unveröff. Vordiplomarbeit an der FH Fulda.

Müthing, Margret (1998): Die präoperative Pflegevisite – Theorie und Praxis. In: Die Schwester/Der Pfleger, 37. Jh. 1/1998, S. 13–17.

Schöniger, Ute/Zegelin-Abt, Angelika (1998): Hat der Pflegeprozess ausgedient? In: Die Schwester/Der Pfleger, 37. Jh. 4/1998, S. 305–310.

Schweizerische Interessengruppe des Pflegekaders im Operationsdienst SBK (1991): Qualität = Ist/Soll – Standards für das Pflegepersonal im OP. Basel.

Webb, Rosalind Alexis (1995): Preoperative visiting from the perspective of the theatre nurse. In: British Journal of Theatre Nursing, Vol. 4 No. 16, S. 919–925.

Weiterbildungs- und Prüfungsordnung zu Fachkrankenschwestern, pflegern, Fachkinderkrankenschwestern und -pflegern für den Operationsdienst: Gesetz- und Verordnungsblatt für das Land Nordrhein-Westfalen Nr. 33 vom 28. April 1995, Düsseldorf.

Wenger, Marie (1990): Pflegemodelle im Operationssaal: Ein Weg zum professionellen Arbeiten. Deutscher Berufsverband für Pflegeberufe (Hrsg.), Kongressband Funktionsdienste 2000 – Akzente setzen, Frankfurt.

2.10 Formblätter Assessment/Pflegeanamnese 1996

Stadt X – Klinikum

Abteilung für Allgemein-, Thorax- und
Endokrine Chirurgie

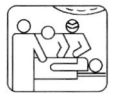

Klinik:_____	Station _____
Name:_____
Vorname: _____
Geb.-Datum:_____

Assessment/Pflegeanamnese

modifiziert nach Doenges und Moorhouse: Pflegediagnosen, 1996
© erstellt durch: E. Meineke-Wolf, D. Hoffmeister 1996
überarbeitet durch: MA der Abteilung für Allgemein-,
Thorax- und endokrine Chirurgie

Demographische Daten

Geschlecht: ☐ männlich   ☐ weiblich
Nationalität: _____
Auskunftgeber: _____
Aufnahmedatum: _____
Erhebungsdatum: _____
OP-Datum, geplant: ☐ morgen _____
Geplante OP: _____
Datenerhebende Pflegeperson: _____   Handzeichen: _____

Kommunikation/Wahrnehmung
Patientenangaben:
Schwächegefühl: _____
Schlaganfall: _____
Krampfanfälle: _____
Sehvermögen: _____   ☐ Sehhilfen   ☐ Glasauge
Hörvermögen: _____   ☐ Hörgerät
Persönlicher Umgang mit Wahrnehmungsstörungen: _____
Beobachtungen der Pflegenden/pflegerelevante Informationen:
Geistiger Zustand: _____
Sprache: _____
Gedächtnis: _____
Aufklärung des Patienten durch die OP-Pflegekraft über:
Kommunikation im QP
Umgang mit Sehhilfe o. Hörgerät im OP
Patient bringt ☐ Sehhilfe bzw. ☐ Hörgerät mit in den OP

Sicherheit/Aktivität und Ruhe
Patientenangaben:
Beruf: _____
Allergien: _____
Schlaf: _____
Persönlicher Umgang mit Schlafproblemen: _____
Pflegerelevante Frakturen/Dislokationen: _____
Gelenkbeschwerden: _____
Rückenbeschwerden: _____
Bewegungseinschränkungen: _____
Sonstige Einschränkungen: _____ □ Shunt
Prothesen: _____
Spezielle Hilfsmittel: _____
Operationen: _____
Implantate: _____
□ Herzschrittmacher   □ Port   □ Gefäßprothese   □ Herzklappe   □ Metalle
□ Ventrikelventil
Amputation: _____
Persönlicher Umgang mit den Einschränkungen: _____
_____
Persönlicher Umgang mit Faktoren, die die Sicherheit beeinträchtigen: _____

Beobachtungen der Pflegenden/pflegerelevante Informationen:
Beobachtete Reaktion bei Aktivität/Einschränkungen: _____
Körperbau: _____
Lähmungen: _____
Missbildungen: _____
Bewegungsausmaß der Gelenke: _____ (im Hinblick auf geplante OP)
□ Rechtshänder   □ Linkshänder
□ Hautdefekte   □ Ulzerationen   □ Narben   □ Blasen   □ Hautausschlag
□ Hämatome (im OP-Gebiet) → _____
Aufklärung des Patienten durch die OP-Pflegekraft über:
Immobilität im OP: Anschnallen usw.
Lagerung
Rasur
Umgang mit seinen Hilfsmitteln im OP

Kreislauf
Patientenangaben:
Blutdruck: _____
Herzerkrankungen: _____
Varizen/Phlebitis: _____
Verzögerte Wundheilung: _____
Extremitäten: _____ ☐ Taubheitsgefühl ☐ Kribbeln
Temperaturempfinden: _____
Persönlicher Umgang mit Kreislaufproblemen: _____

Beobachtungen der Pflegenden/pflegerelevante Informationen:
Gestaute Halsvenen: _____
Ödeme: _____
Temperatur: (nachsehen) _____
Nagelpflege/Nagellack: _____
Allgemeine Hautfarbe: _____
Schleimhäute/Lippen: _____
Bindehaut/Skleren: _____

Aufklärung der Patienten durch die OP-Pflegekraft über:
Kreislauf periop: AE-Strümpfe
Körpertemperatur periop: Bewärmung im OP intraop
Heparinisierung

Atmung
Patientenangaben:
Atemnot: _____
Asthma: _____
Bronchitis: _____
Tuberkulose: _____
Atemhilfsmittel: _____
Persönlicher Umgang mit Atemproblemen: _____

Beobachtungen der Pflegenden/pflegerelevante Informationen:
Atemfrequenz: _____
Zyanose: _____
Atemgeräusche: _____
Gebrauch der Atemhilfsmuskeln: _____

Aufklärung des Patienten durch die OP-Pflegekraft über:
Perioperative Atmung
Medikamente des Patienten ggf. in den OP mitnehmen
Rauchverbot vor OP

Ernährung
Patientenangaben:
Übelkeit/Erbrechen: _____
Nahrungsmittelallergien: _____
Persönlicher Umgang mit Ernährungsproblemen: _____

Beobachtungen der Pflegenden/pflegerelevante Informationen:
Größe: _____ Gewicht: _____
Zähne: _____ ☐ Zahnersatz

Aufklärung des Patienten durch die OP-Pflegekraft über:
„Ernährung im OP", Infusion, Trinkverbot
Umgang mit Zahnprothese, Zahnersatz im OP

Ausscheidung
Patientenangaben:
Stuhlgang: _____
Letzter Stuhlgang: _____
Anus praeter, Stoma: _____
Stuhlinkontinenz: _____
Urininkontinenz: _____
Nieren-/Blasenleiden: _____
Schwitzen: _____
Persönlicher Umgang mit Ausscheidungsproblemen: _____

Aufklärung des Patienten durch die OP-Pflegekraft über:
Operationsbedingte Änderungen der Ausscheidung: Katheter
Toilettenbesuch vor OP

Sexualität
Patientenangaben:
Frau: Mann:
Mammae: _____ Prostatabeschwerden: _____
Ausfluss: _____ Probleme/Beschwerden: _____
Letzte Menstruation: _____
Klimakterium: _____
Schwangerschaft: _____
Probleme/Beschwerden: _____
Persönlicher Umgang mit Problemen: _____

Aufklärung des Patienten durch die OP-Pflegekraft über:
Intimsphäre im OP: ggf. Rasur im Genitalbereich

Soziale Interaktion

Patientenangaben:

Familienstand: _____

Familienangehörige: _____

Persönlicher Umgang mit der (eingeschränkten) Interaktion (Abhängigkeit): _____

Aufklärung des Patienten durch die OP-Pflegekraft über:

Angehörige im OP (in Ausnahmefällen)

Interaktion im OP

Integrität der Person

Patientenangaben:

Stressfaktoren: _____

Kürzlich erfolgte Veränderung im Leben: _____

Religion: _____

Persönlicher Umgang mit Stresssituationen, Religion: _____

Beobachtungen der Pflegenden/pflegerelevante Informationen:

Emotionaler Zustand: _____

Beobachtete körperliche Reaktionen: _____

Weitere Beobachtungen: _____

Aufklärung des Patienten durch die OP-Pflegekraft über:

Stresssituation im OP: z. B. Geräusche, Gespräche

Schmerz

Patientenangaben:

Lokalisation: _____

Häufigkeit/Dauer: _____

Ausstrahlung: _____

Schmerzlinderung: _____

Kopfschmerzen: _____

Weitere Beschwerden: _____

Persönlicher Umgang mit Schmerzen: _____

Aufklärung des Patienten durch die OP-Pflegekraft über:

Schmerzlinderung im OP

Patient soll die Pflegekräfte auf Station über postop Schmerz informieren

Sauberkeit/Bekleidung
Beobachtungen der Pflegenden/pflegerelevante Informationen:
Haarersatz: _____
Äußere Erscheinung: _____

Aufklärung des Patienten durch die OP-Pflegekraft über:
Reinigung präop
Desinfektionsmittel
Rasur
OP-Hemd, ggf. Tupfer in Nabel, kein Nagellack, keine Hautlotion kein Schmuck, ggf. können Socken und/oder Unterhose angelassen werden

Lehren/Lernen
Patientenangaben:
Muttersprache: _____

Beobachtungen der Pflegenden/pflegerelevante Informationen:
Regelmäßige Einnahme: _____
Alkoholkonsum: _____
OP-Einwilligung vorhanden: _____

Aufklärung des Patienten durch die OP-Pflegekraft über:

Sonstiges
Offene Fragen: _____
_____
Erwähnenswertes: _____
_____
Risikoeinschätzung im Bezug auf Pflegeprobleme: _____
_____

→ Pflegeplanung für OP-Tag erstellen

2.11   Tabellen – Zweite Evaluation, August 1997
Schwester A und Schwester B

	1 – Schwester A	2 – Schwester A	3 – Schwester B	4 – Schwester B
1. Demographische Daten				
1.1 Geschlecht	männl., geb. 1929	männl., geb. 1941	männl., geb. 1930	weibl. Auf-kleber **F**
1.2 Nationalität	russ.	dtsch.	**F**	dtsch.
1.3 Muttersprache	russ.	dtsch.	dtsch.	dtsch.
1.4 Auskunftgeber	Pat. u. Sohn	selbst	Pat.	Pat. name
1.5 Beruf	Rentner	**F**	Maurer	Arbeiterin
1.6 OP-Datum/Notfall	Datum/ge-plant	Datum/**F**	Datum/**F**	Datum/**F**
1.7 Geplante OP/Seite	Pneumo-nektomie rechts	Ober-lappenres li, eventuell Pneumo-nekt.	Thorakoto-mie rechts	Sigma-resektion
1.8 OP-Einwilligung	J	J	J	J
1.9 Voroperationen	App., Ge-schwulst rechte Schul-ter	Struma, Shunt li, BII, Hand-OP, u. a.	LH, Bron-choskop. Heiserk., Y-Proth.	Splitter-fraktur re. Schulter
1.10 Infekt.krankh.	N	**F**	N	N
1.11 Schwangerschaft	**J**	**F**	N	N
1.12 Pflegeperson Handzeichen Datum	Name Unterschrift **ohne** Datum	Name Unterschrift **ohne** Datum	Name Unterschrift Datum	Name Unterschrift Datum

Tab. 1:
Demographische Daten

	1 – Schwester A	2 – Schwester A	3 – Schwester B	4 – Schwester B
2. Kommunikation/Wahrnehmung				
2.1 Schwindel	N	**F**	N	N, manch-mal
2.2 Schlaganfall	N	**F**	N	N
2.3 Krampfanfälle	N	**F**	N	N
2.4 Sehvermögen	**F**	**F**	eingeschr. Brille	eingeschr. Brille
2.5 Hörvermögen	einge-schränkt	normal	eingeschr. Hörgerät	eingeschr. Hörgerät
2.6 Zähne	Proth. oben, unten	Proth. oben, unten	Proth. oben	**F**
2.7 Geistiger Zustand	orientiert	orientiert	orientiert	orientiert
2.8 Sprache	versteht nicht alles	**F**	deutlich	deutlich

Tab. 2:
Kommunikation/
Wahrnehmung

Tab. 3:
Sicherheit/Aktivität
und Ruhe

3. Sicherheit/Aktivität und Ruhe				
3.1 Allergien	N	J, braunes Pflaster	N, bis vor 1 Wo Marcumar	N
3.2 Frakturen	N	F	F	J, siehe oben 1.9.
3.3 WS-Beschwerden	N	N	N, J, BWS, Wirbel abgenutzt (6)	N
3.4 Taubheitsgefühl	N	N	J, **Lokalisation F**	N
3.5 Kribbeln	N	N	J, li. US	N
3.6 Beweglichkeit der Gelenke	uneingeschränkt	uneingeschränkt	uneingeschränkt	eingeschränkt re Knie
3.7 Implantate	N	Dialyse-Shunt li	Gefäßprothese	N
3.8 Amputationen	N	N	N	N
3.9 Aktivität	angemessen	F	angemessen	angemessen
3.10 Größe, Gewicht	ca.1,85 m, 76 kg	1,70 m, **6?** kg	1,68 m, 72 kg	1,70 m, 50 kg
3.11 Körperbau	normal	normal	normal	etwas kachektisch
3.12 Lähmungen	N	N	N	F
3.13 Missbildungen	N	F	N	N
3.14 Hautdefekte	N	N	N	F, Pat. wird leicht wund

Tab. 4:
Kreislauf

4. Kreislauf				
4.1 Temperaturempfinden	normal	F	schwitzt leicht	friert leicht
4.2 Ödeme	N	N	N	N

Tab. 5:
Atmung

5. Atmung				
5.1 Atemnot in Ruhe	N, J	N	N	N
5.2 Asthma	N	N	N	N
5.3 Bronchitis	N	N	N	N
5.4 Atemgeräusche	N	F	N	N
5.5 Zyanose	N	N	N	N
5.6 Tuberkulose	N	N	N	N
5.7 Persönl. Umgang mit Atemproblemen	Mangeldurchblutung, Finger weiß	–	–	–

6. Ausscheidung				
6.1 Stoma vorh./welches Lokalisation	N	N	N	N
6.2 Stoma geplant	N	N	N	N
6.3 Stuhlinkontinenz	N	N	N	F
6.4 Harninkontinenz Prostatabeschwerden	N F	N F	N F	F entfällt
6.5 Harnableitung	N	N	N	F
6.6 sonstige Drainagen	N	(F)	(F)	F

Tab. 6:
Ausscheidung

7. Integrität der Person				
7.1 Ängste	Pat. wirkt etwas ängstlich	an KH-Aufenthalte gewohnt	F	Pat. hat leichte Bedenken
7.2 Persönl. Umgang mit kulturellen Besonderheiten	F	F	F	Zeugin Jehovas

Tab. 7:
Integrität der Person

8. Schmerz				
8.1 Lokalisation von Schmerzen	rechte Schulter, rechter Oberbauch	F	keine Beschwerden	Blähungen, Bauchschmerzen
8.2 Häufigkeit/Dauer	nicht oft kurz	F F	– F	1 x F
8.3 Persönl. Umgang mit Schmerzen	F	F	–	–

Tab. 8:
Schmerz

9. Sauberkeit/Bekleidung				
9.5 Äußere Erscheinung	gepflegt	gepflegt	gepflegt	gepflegt
9.6 Haarersatz	N	N	N	N

Tab. 9:
Sauberkeit/Bekleidung

10. Sonstiges				
	Pat. ist Raucher	Allergie auf braunes Pflaster	Leistenhernie Juni 1997!	Pat. ist etwas zittrig!

Tab. 10:
Sonstiges

Schwester C und Schwester D

Tab. 1:
Demographische Daten

	5 – Schwester C	6 – Schwester C	7 – Schwester D	8 – Schwester D
1. Demographische Daten				
1.1 Geschlecht	männl., geb. 1945	männl., geb. 1940	männl., geb. 1927	männl., geb. 1939
1.2 Nationalität	dtsch.	dtsch.	dtsch.	dtsch.
1.3 Muttersprache	dtsch.	dtsch.	dtsch.	dtsch.
1.4 Auskunftgeber	Patient	Patient	Patient	Patient
1.5 Beruf	Hausmeister	Elektro-Meister	Rentner	Rentner
1.6 OP-Datum/Notfall	Datum/geplant	Datum/geplant	Datum/geplant	Datum/geplant
1.7 Geplante OP/Seite	Adhäsiolyse	Struma-resektion	Whipple	Oesopha-gusresekt.
1.8 OP-Einwilligung	J	J	**F**	J
1.9 Voroperationen	Hemicolekt, Blase, App. 2 x Gehirn, u. a.	Meniskus rechts, Leistenhernie links	Appen-dektomie	N
1.10 Infektions-krankheit	**F**	N	N	N
1.11 Schwanger-schaft	N	N	N	N
1.12 Pflegeperson Handzeichen Datum	Name Unterschrift **ohne** Datum	Name Unterschrift Datum	Name **F** Namens-kürzel Datum	Name Unterschrift Datum

Tab. 2:
Kommunikation/
Wahrnehmung

2. Kommunikation/Wahrnehmung				
2.1 Schwindel	J, bei Schmerzen	N	N	N, Infarkt-pat.
2.2 Schlaganfall	N	N	N	N
2.3 Krampfanfälle	J, klonische Krämpfe, s. o. 1.9	N	N	N
2.4 Sehvermögen	normal	normal	Brille z. Lesen	Brille
2.5 Hörvermögen	normal	normal	normal	normal
2.6 Zähne	Proth. oben, unten	alle fest	alle fest, Brücken	Proth. oben, unten
2.7 Geistiger Zustand	orientiert	orientiert	orientiert	orientiert
2.8 Sprache	deutlich	deutlich	deutlich	deutlich

3. Sicherheit/Aktivität und Ruhe				
3.1 Allergien	N	F, Faden-allergie n. Leisten-hernie	N	N
3.2 Frakturen	N		N	N
3.3 WS-Beschwerden	J, HWS	J, LWS	F, BWS	N
3.4 Taubheitsgefühl	J, re Hand, motor.	N	N	N
3.5 Kribbeln	F	N	N	N
3.6 Beweglichkeit der Gelenke	einge-schränkt, re Ellenbogen	einge-schränkt, li Hüfte	uneinge-schränkt	uneinge-schränkt
3.7 Implantate	N	N	N	N
3.8 Amputationen	N	N	N	N
3.9 Aktivität	angemessen	F	nicht beob-achtbar	nicht beob-achtbar
3.10 Größe, Gewicht	1,63 m, 62 kg	1,71 m, 78 kg	F	5 kg abge-nommen
3.11 Körperbau	normal	78 kg	kleiner Mensch	normal
3.12 Lähmungen	J, rechter Arm	N	N	N
3.13 Missbildungen	N	N	N	N
3.14 Hautdefekte	N	N	N	N

Tab. 3:
Sicherheit/Aktivität
und Ruhe

4. Kreislauf				
4.1 Temperatur-empfinden	normal	normal	normal	normal
4.2 Ödeme	N	N	N	N

Tab. 4:
Kreislauf

5. Atmung				
5.1 Atemnot in Ruhe	N	N	N	N
5.2 Asthma	N	N	N	N
5.3 Bronchitis	N	N	N	N
5.4 Atemgeräusche	N	N	N	N
5.5 Zyanose	N	N	N	N
5.6 Tuberkulose	N	N	N	N
5.7 Persönl. Umgang mit Atem-problemen	–	–	–	–

Tab. 5:
Atmung

Tab. 6:
Ausscheidung

6. Ausscheidung				
6.1 Stoma vorh./welche Lokalisation	N	N	N	N
6.2 Stoma geplant	N	N	N	N
6.3 Stuhlinkontinenz	F	N	N	N
6.4 Harninkontinenz Prostatabeschwerden	N J	N N	N F	N F
6.5 Harnableitung	N	N	N	N
6.6 Drainagen, sonstige	N	(F)	(F)	N

Tab. 7:
Integrität der Person

7. Integrität der Person				
7.1 Ängste	hat keine Angst, nimmt es locker	–	F	keine besonderen
7.2 Persönl. Umgang mit kulturellen Besonderheiten	F	–	F	F

Tab. 8:
Schmerz

8. Schmerz				
8.1 Lokalisation von Schmerzen	linksseitiger Unterbauchschmerz	linke Hüfte, linkes Knie	kein Schmerz vorhanden	beim Essen
8.2 Häufigkeit/Dauer	seit 2 Jahren, seit Wochen ständig	bei Wetterumschwung	(F)	F F
8.3 Persönl. Umgang mit Schmerzen	F	Radfahren, Schwimmen	(F)	F

Tab. 9:
Sauberkeit/Bekleidung

9. Sauberkeit/Bekleidung				
9.5 Äußere Erscheinung	gepflegt	gepflegt	gepflegt	gepflegt
9.6 Haarersatz	N	N	N	N

Tab. 10:
Sonstiges

10. Sonstiges				
		Diabetiker, Pat. ist sehr sportlich		

Schwester E und Schwester F

	9 – Schwester E	10 – Schwester E	11 – Schwester F	12 – Schwester F
1. Demographische Daten				
1.1 Geschlecht	weibl., geb. 1926	weibl., geb. 1925	männl., geb. 1930	weibl., geb. 1923
1.2 Nationalität	chilenisch	dtsch.	dtsch.	dtsch.
1.3 Muttersprache	spanisch	dtsch.	dtsch.	dtsch.
1.4 Auskunftgeber	F	Patientin selbst	Patient selbst	selbst
1.5 Beruf	Rentnerin	Rentnerin	F	F
1.6 OP-Datum/Notfall	Datum/geplant	Datum /F	Datum/geplant	Datum/geplant
1.7 Geplante OP/Seite	B II Resektion	Hemikolektomie re.	Rezidiv-Leistenhernie re.	abd. links-thorakale Gastrektomie
1.8 OP-Einwilligung	J	J	J	J
1.9 Voroperationen	J, HE 1989 (Hysterektomie?)	J, UA-Frakt. re vor 6 Mo, TE, App., HE	J, diverse Gefäß-Operationen	N
1.10 Infekt.Krankh.	N	N	N	N
1.11 Schwangerschaft	entfällt	N	N	N
1.12 Pflegeperson Handzeichen Datum	Name **F ohne** Datum	Name Handzeichen Datum	**nur Vorname** Handzeichen **ohne** Datum	Name Unterschrift Datum

Tab. 1:
Demographische Daten

	9 – Schwester E	10 – Schwester E	11 – Schwester F	12 – Schwester F
2. Kommunikation/Wahrnehmung				
2.1 Schwindel	N	J, auf der Straße	N	N
2.2 Schlaganfall	N	N	N	N
2.3 Krampfanfälle	N	N	N	N
2.4 Sehvermögen	Brille zum Lesen	grauer Star, Lesebrille	Lesebrille	eingeschr. Brille
2.5 Hörvermögen	normal	normal	Hörgerät	normal
2.6 Zähne	Proth. o, Teilpr. u.	Proth. oben	Proth. oben	Proth. oben, unten
2.7 Geistiger Zustand	orientiert	orientiert	orientiert	F
2.8 Sprache	deutlich	deutlich	deutlich	deutlich

Tab. 2:
Kommunikation/
Wahrnehmung

3. Sicherheit/Aktivität und Ruhe				
3.1 Allergien	J, Kunstfasern, Perlon, DD-Pilz?	F, br. Pflaster wird schlecht vertragen	N	N
3.2 Frakturen	N	UA-Fraktur re.	N	N
3.3 WS-Beschwerden	J, HWS, Schmerz li. Schulter	J, gelegentl. LWS-Schmerzen	F	N
3.4 Taubheitsgefühl	J, Finger re Hand	J, li OS	J, li US	N
3.5 Kribbeln	N	N	J, seit Bypass	N
3.6 Beweglichkeit der Gelenke	uneingeschränkt, z.Zt.	eingeschränkt, re Arm Abdukt. nur 80–90°, Rheuma	uneingeschränkt	uneingeschränkt
3.7 Implantate	N	N	J, Gefäßprothese	N
3.8 Amputationen	N	N	N	N
3.9 Aktivität	angemessen	angemessen	F	angemessen
3.10 Größe, Gewicht	1,55 m, 52 kg	1,58 m, 78 kg	1,68 m, 70 kg	1,52 m, 46 kg
3.11 Körperbau	normal	normal	normal	normal
3.12 Lähmungen	N	N	N	N
3.13 Missbildungen	N	N	N	N
3.14 Hautdefekte	nein, Rötung begrenzt um Taille	J, unter beiden Mammae	N	N

4. Kreislauf				
4.1 Temperaturempfinden	friert leicht	schwitzt, friert	friert, nur li Fuß	normal
4.2 Ödeme	N	N	N	N

5. Atmung				
5.1 Atemnot in Ruhe	N	N, morgens vermehrt Schleim	N	N
5.2 Asthma	N	N	N	N
5.3 Bronchitis	J, jährl. im Winter	N	N	N
5.4 Atemgeräusche	N	N	N	N
5.5 Zyanose	N	N	N	N
5.6 Tuberkulose	N	N	N	N

5.7 Persönl. Umgang mit Atemproblemen	–	F	(F)	–

6. Ausscheidung				
6.1 Stoma vorh./welches Lokalisation	N	N	N	N
6.2 Stoma geplant	N	N	N	N
6.3 Stuhlinkontinenz	N	N	N	N
6.4 Harninkontinenz Prostatabeschwerden	N entfällt	N entfällt	N F	N entfällt
6.5 Harnableitung	HR-Verengung	N	N	N
6.6 Drainagen, sonstige	N	(F)	(F)	N

Tab. 6:
Ausscheidung

7. Integrität der Person				
7.1 Ängste	Angst nur vor OP, nicht vor Folgen	weniger vor OP, 3 Tage Wartezeit	keine	ist positiv denkender Mensch, hat keine Ängste
7.2 Persönl. Umgang mit kulturellen Besonderheiten	seit 1960 in D., keine Probleme	akt. Probl.: Tod des Mannes v. 6 Mo	F	–

Tab. 7:
Integrität der Person

8. Schmerz				
8.1 Lokalisation von Schmerzen	z. Zt. Völlegefühl, kein direkter Schmerz	re Oberbauch, kontinuierlich	–	–
8.2 Häufigkeit/Dauer	generell nach kleiner Mahlzeit	Bücken, Aufstoßen F (s.o.)	–	–
8.3 Persönl. Umgang mit Schmerzen	Angst vor jeglicher Art von Schmerzen	F	–	–

Tab. 8:
Schmerz

9. Sauberkeit/Bekleidung				
9.5 Äußere Erscheinung	gepflegt	gepflegt	relativ gepflegt	gepflegt
9.6 Haarersatz	N	N	N	N

Tab. 9:
Sauberkeit/Bekleidung

10. Sonstiges				
	diskrete obstruktive Ventilationsstörung		schlechte Zahnpflege, OP in L. A.	Pat. hat Diabetes mellitus

Tab. 7:
Sonstiges

Pfleger G und Schwester H (Auszug)

Tab. 1:
Demographische Daten

	13 – Pfleger G	14 – Pfleger G	15 – Schwester H	16 – Schwester H
1. Demographische Daten				
1.1 Geschlecht	männl., geb. 1929	männl., geb. 1934	weibl., geb. 1922	weibl., geb. 1947
1.2 Nationalität	dtsch.	dtsch.	dtsch.	F
1.3 Muttersprache	dtsch.	dtsch.	dtsch.	F
1.4 Auskunftgeber	Patient	Patient	Name des Pat.	Name des Pat.
1.5 Beruf	R (Werkzeug-fabrik)	?	Rentnerin	Kontoristin TZ
1.6 OP-Datum/Notfall	Datum/F	Datum/F	Datum/ge-plant	Datum/ge-plant
1.7 Geplante OP/ Seite	Pankreas-zysten-drainage	expl. Lap. eventuell Hemiko-lektomie li, +CHE	Sigma-resektion	Leber-segment-resektion V
1.8 OP-Einwilligung	J	J	J	J
1.9 Voroperationen	LH li, LH re, AE 43 (?)	J, LH re	J, Sprungge-lenksfr. li., Galle, Unter-leib	J, Blinddarm, Mandeln
1.10 Infektions-krankheiten	N	N	N	N
1.11 Schwangerschaft	N	F	N	N
1.12 Pflegeperson Handzeichen Datum	Name F Datum	F Unterschrift Datum	Name Handzeichen Datum	Name Handzeichen Datum

Tab. 2:
Kommunikation/
Wahrnehmung

2. Kommunikation/Wahrnehmung				
2.1 Schwindel	N	N	J, ein wenig	N
2.2 Schlaganfall	N	N	N	J, 2/97 re
2.3 Krampfanfälle	N	N	N	N
2.4 Sehvermögen	Brille zum Lesen	eingeschr. Lesebrille	Brille	normal
2.5 Hörvermögen	normal	normal	einge-schränkt	normal
2.6 Zähne	Proth. oben, unten	Proth. oben, unten	Proth. oben, unten	alle fest
2.7 Geistiger Zustand	orientiert	orientiert	orientiert	orientiert
2.8 Sprache	deutlich	deutlich	unklar, kein Gebiss	deutlich

3. Sicherheit/Aktivität und Ruhe				
3.1 Allergien	N	N	N	N
3.2 Frakturen	N	N	F	N
3.3 WS-Beschwerden	N	N	N	N
3.4 Taubheitsgefühl	N	N	N	N
3.5 Kribbeln	N	N	J, Handgel., Finger	N
3.6 Beweglichkeit der Gelenke	uneinge-schränkt	uneinge-schränkt	uneinge-schränkt	uneinge-schränkt
3.7 Implantate	N	N	N	N
3.8 Amputationen	N	N	F	N
3.9 Aktivität	angemessen	angemessen	nicht beob-achtbar	angemessen
3.10 Größe, Gewicht	1,68 m, 61 kg	1,70 m, 88 kg	1,45 m, 86 kg	1,62 m, 73 kg
3.11 Körperbau	normal	außergew. Überge-wicht, 10 kg abgen.	normal, et-was adipös	normal
3.12 Lähmungen	N	N	N	N, keine Läh-mung
3.13 Missbildungen	N	N	N	N
3.14 Hautdefekte	N	J, Bluterguss rechte Leiste	N, sehr trockene Haut	N

Tab. 3:
Sicherheit/Aktivität und Ruhe

4. Kreislauf				
4.1 Temperatur-empfinden	friert leicht	normal	normal	friert leicht
4.2 Ödeme	N	N	N	N

Tab. 4:
Kreislauf

5. Atmung				
5.1 Atemnot in Ruhe	N	N	N	N
5.2 Asthma	N	N	N	N
5.3 Bronchitis	N	N	N	N
5.4 Atemgeräusche	F	N	F	N
5.5 Zyanose	N	N	N	N
5.6 Tuberkulose	N	N	N	N
5.7 Persönl. Umgang mit Atemproble-men	–	(F)	bei größerer Anstren-gung	(F)

Tab. 5:
Atmung

2.12 Legende für Assessment/Pflegeanamnese OP

Legende für Assessment-/Pflegeanamnese OP (© Meineke-Wolf)

Gelb: gemeint ist der gelbe Aufklärungs- und Anamnesebogen zur Anästhesie Erwachsener und Jugendlicher.

Gelb I/: gemeint ist der erste Teil des oben genannten Bogens mit Fragen zur Anamnese.

Gelb II/: gemeint ist der zweite Teil des oben genannten Bogens mit Fragen zu Krankheiten.

Arztanamnese: gemeint ist der vom Chirurgen auszufüllende „Anamnese – Befundbogen – Allgemeinchirurgie"

Blatt + Nummer: gemeint ist das jeweilige Blatt des Hinz-Doku-Systems.

Blatt 1: „Pflegeplanung" → wird nur selten verwendet

Blatt 2a: „Diagnostik und Medikamente" → wird auch als Tageskurve bezeichnet und enthält viele OP-relevante Daten. **Konsil eintragen.**

Blatt 3: „Aufnahmegespräch" → enthält lediglich den Aufnahmestatus, keinen Verlauf! Die Rückseite mit Angaben zum Dekubitus oder zu Schmerzen wird in der Regel nicht benutzt.

Blatt 4: „Ärztliche Maßnahmen" → die **rechte Spalte** wird von der Pflege benutzt. Hier sollte auch die **OP-Pflege** dokumentieren!

Blatt 5: „Tagesbericht" → hier werden eher Befindlichkeiten des Patienten eingetragen.

Blatt 6: „Pflegerische Verrichtungen" → z. B. Verbände. Unten befindet sich eine Liste für die Reiter. Der dunkelblaue Reiter unter Nr. 9 ist bei Allergien gezogen.

Wichtig:
Bei Erhebung der Pflegeanamnese durch die OP-Pflegeperson bitte in die Kurve eintragen:

1. Auf Blatt 2a unter Konsil: OP-Pflegeanamnese (oder Assessment) und Name

2. Auf Blatt 4 rechte Spalte: Datum, Besonderheiten beim Assessment oder stationsrelevante Planung und Handzeichen.

Um die Eintragungen besser hervorzuheben, bitte einen ... Stift verwenden!

Legende für Assessment/Pflegeanamnese OP (© Meineke-Wolf)

Begriff:	Begründung, Sinn, Ziel:	Erläuterung:
1. Demographische Daten		
1. Geschlecht	• Intimsphäre	• ist nicht immer aus Vornamen ersichtlich
2. Nationalität	• falls Dolmetscher nötig	• siehe Muttersprache
3. Muttersprache	• Verständigung	• evt. Dolmetscher oder Angehörige verständigen
4. Auskunftgeber	• möglichst genaue Daten zu erhalten	• Angehörige geben evtl. andere Info weiter
5. Beruf	• Unterstützung d. Arbeitsfähigkeit	• evtl. nach Hobby fragen – **Gelb I/1**
6. OP-Datum: geplant oder Notfall	• Notfall kann andere Maßnahmen erfordern	• Element der Planung
7. Geplante OP	• indiv. Vorbereitung der OP	• Seite, Lagerung
8. OP-Einwilligung	• Juristische Absicherung	
9. Vor-Operation(en)	• Narben, Wundheilung	• Seite, OP-Folgen – **Gelb I/9** o. **Arztanamnese**
10. Infektionskrankheiten	• Eigenschutz des Personals als hyg. Maßnahmen	• Hepatitis, HIV, MRSA – **Gelb II/4 + 16** oder **Blatt 2a**
11. Schwangerschaft	• Röntgenuntersuchungen	• **Gelb I/12**
12. Datenerhebende Pflegeperson	• Dokumentation	• Vor- und Zuname, gut lesbar
– Erhebungsdatum	–	
– Handzeichen	– Dokumentation	– Unterschrift oder Kürzel
2. Kommunikation/Wahrnehmung		
1. Schwächegefühl, Schwindel	• beim Einschleusen zu beachten	• Kreislauf – **Gelb II/1 + 2**
2. Schlaganfall	• eigenes Verhalten auf Pat. einstellen	• evtl. langsamer sprechen
3. Krampfanfälle	• um Vorsorge treffen zu können	• konsequente Beobachtung – **Gelb II/10**
4. Sehvermögen	• Sicherheit zu vermitteln im OP	• Info der Pflege über Glasauge – **Gelb I/5**
	– indiv. Berücksichtigung bei Sehstörungen	– evtl. Literatur in Blindenschrift besorgen
5. Hörvermögen	• Sicherheit zu vermitteln im OP	• vergewissern, dass Pat. akustisch versteht – **Gelb I/4**
	– indiv. Berücksichtigung bei Hörstörungen	– evtl. „Vermittler" einbeziehen
6. Zähne	• Sprache	• Verständigung – **Gelb I/6**
	– Narkose	– evtl. Behälter für Zahnersatz bereitstellen
7. Geistiger Zustand	• Sicherstellung der Kooperation zw. Pfl./Pat. – Beurteilung der Patientenaussagen – Reaktion der Pflege beim Einschleusen	•
8. Sprache	• Sicherstellung der Kooperation zw. Pfl./Pat. – Beurteilung d. Kommunikationsfähigkeit	• evtl. Ersatz für Sprache suchen

Begriff:	Begründung, Sinn, Ziel:	Erläuterung:
3. Sicherheit/Aktivität/Ruhe		
1. Allergien	• z. B. Desinfektionsmittel, Pflaster	• **Reiter 9 blau** oder **Blatt 2a** oder **Gelb II/15** oder **Arztanamnese**
2. Frakturen/Dislokationen	• Lagerung	• evtl. Seite angeben
3. Wirbelsäulenbeschwerden	• Lagerung	• Linderungsmöglichkeiten suchen – **Gelb II/12**
4. Taubheitsgefühl (Sensibilität)	• Lagerung	• **Arztanamnese**
5. Kribbeln (Sensibilität)	• Lagerung	• **Arztanamnese**
6. Bewegungsausmaß der Gelenke	• Lagerung	• Ausmaß im wachen Zust. überpr., Seite – **Gelb II/12**
7. Implantate	• HF-Chir., Lagerung, (Blutungsneigung)	• Implantat benennen, Konsil bei PM
8. Amputation	• Lagerung	
Nicht implantierte Prothesen	• Lagerung	• z. B. Sturzgefahr
9. Aktivität	• bes. Beachtung beim Einschleusen	• **Gelb I** o. **Blatt 2a** o. **Arztanamnese**
10. Größe, Gewicht	• Lagerung, OP-Tisch-Vorbereitung	
11. Körperbau	• Lagerung, zur präop. Absicherung	• **Arztanamnese**
12. Lähmungen (Paresen)	• Lagerung	• **Arztanamnese**
13. Missbildungen (Deformitäten)	• Wundheilung	• evtl. Abdecken präop. – **Arztanamnese** oder **Blatt 3**
14. Hautdefekte, Narben, Hämatome Lokalisation/Beschreibung	• Wundgebiet, sonstige Lokalisation	• evtl. Größe und Beschaffenheit beschreiben
4. Kreislauf		
1. Temperaturempfinden	• Wärmebedürfnis intr- u. post-op.	• Wärmematte, vorgewärmtes Bett oder Decke
2. Ödeme	• Lagerung	• **Arztanamnese**
5. Atmung		
1. Atemnot	• Lagerung, evtl. Oberkörper hochlagern	• Atmung unterstützen – **Gelb II/1**
2. Asthma	• Lagerung	• evtl. Medikamente (Spray) mitnehmen – **Gelb II/3**
3. Bronchitis	• Lagerung	• evtl. Abhusten ermöglichen
4. Atemgeräusche	• Ergänzung o. g. Angaben	• hörbar ohne Stethoskop – **Arztanamnese**
5. Zyanose	• ergänzende Angabe zu Kreislauf u. Atmung	• **Arztanamnese**
6. Tuberkulose	• Eigenschutz – Hygieneplan	• **Gelb II/3**
7. Pers. Umgang mit Atemproblemen	• Einbeziehen, Sicherheit geben	• evtl. Medikament mit in den OP nehmen

Begriff:	Begründung, Sinn, Ziel:	Erläuterung:
6. Ausscheidung		
1. Stoma, vorhanden	• präop. Versorgung – mögl. Einfluss auf Wundheilung	• evtl. Abdeckung erforderlich –
2. Stoma, geplant	• Information des Patienten	• evtl. Stomatherapeut informieren
3. Stuhlinkontinenz	• berücksichtigen bei Lagerung, Wundheilung	• wenn möglich gut abdecken – **Blatt 2a**
4. Harninkontinenz	• Lagerung – mögl. Einfluss auf Wundheilung – HF-Chirurgie	• Risiko des Wundliegens – Risiko der Verbrennung
Prostatabeschwerden	• falls katheterisiert werden soll – Risiko voller Blase, falsche Platzierung	• evtl. Urologen benachrichtigen
5. Harnableitung	• Lagerung	• Abknicken vermeiden, Auffangbeutel – **Blatt 2a**
6. Sonstige Drainagen	• Einschleusen, Lagern	• Vorbereitung der OP, Drainagen sichern – **Blatt 2a**
7. Integrität der Person		
1. Ängste	• zur Reduktion beitragen	• z. B. Geräusche minimieren
2. Pers. Umgang mit kulturellen Besonderheiten	• Erfassen der Wichtigkeit	• z. B. Moslem, Zeugen Jehovas
8. Schmerz		
1. Lokalisation von Schmerzen	• Lagerung	• **evtl. Blatt 3 Rückseite**
2. Häufigkeit/Dauer	•	•
3. Pers. Umgang mit Schmerzen	• Pat. einbeziehen in Lagerung	•
9. Sauberkeit/Bekleidung		
1. Äußere Erscheinung	• Mögl. Einfluss auf Wundheilung	• Unsicherheit und Scham vermeiden
2. Haarersatz	• Umgang damit im OP	
10. Sonstiges		
11. Aufklärung des Patienten durch die OP-Pflegekraft über:		
12. Pflegeplanung		

2.13 Formblätter Assessment/OP-Pflegeanamnese 1998

MEIHO-Assessmentbogen OP 1998

© Meineke-Wolf, Hoffmeister u. MA der
**Abtlg. f. Allgemein-, Thorax- und endokrine Chirurgie im
Klinikum Nürnberg Nord**

Klinik:_____ Station _____
Name:_____
Vorname: _____
Geb.-Datum:_____

1 Demographische Daten
1. Geschlecht: männlich ☐ weiblich ☐
2. Nationalität: _____
3. Muttersprache: deutsch ☐ sonstige ☐ welche: _____
4. Auskunftgeber: _____
5. Beruf: _____
6. OP-Datum: _____ geplant ☐ Notfall ☐
7. Geplante OP:_____ Seite: _____
8. OP-Einwilligung vorhanden: ja ☐ nein ☐
9. Voroperationen: nein ☐ ja ☐ welche: _____ Seite:_____
   _____
10. Infektionskrankheiten: nein ☐ ja ☐ welche: _____
11. Bestehende Schwangerschaft: nein ☐ ja ☐
12. Datenerhebende Pflegeperson: _____ Datum, Handzeichen:_____

2 Kommunikation/Wahrnehmung
1. Schwäche/Schwindel: nein ☐ ja ☐
2. Schlaganfall: nein ☐ ja ☐
3. Krampfanfälle: nein ☐ ja ☐
4. Sehvermögen: normal ☐ eingeschränkt ☐ Kontaktlinsen ☐ Brille ☐ Glasauge ☐
5. Hörvermögen: normal ☐ eingeschränkt ☐ taub ☐ Hörgerät ☐ Seite re ☐ li ☐
6. Zähne: alle fest ☐ Zahnprothese: oben ☐ unten ☐
7. Geistiger Zustand: angemessen, orientiert ☐ eingeschränkt, abweichend ☐ nicht beurteilbar ☐
8. Sprache: deutlich ☐ unklar ☐ keine Kommunikation möglich ☐

3 Sicherheit/Aktivität und Ruhe
1. Allergien: nein ☐ ja ☐ welche: _____
2. Pflegerelevante Frakturen/Dislokationen: nein ☐ ja ☐ welche: _____
3. Wirbelsäulenbeschwerden: nein ☐ ja ☐ Lokalisation: _____
4. Taubheitsgefühl: nein ☐ ja ☐ Lokalisation: _____
5. Kribbeln: nein ☐ ja ☐ Lokalisation:_____
6. Bewegungsausmaß der Gelenke: uneingeschränkt ☐ eingeschränkt ☐
   Betroffene Gelenke: _____ Seite: _____

7. Implantate: nein ☐ ja ☐ _____ Herzschrittmacher ☐ Port ☐
   Gefäßprothese ☐ Herzklappe ☐ Metalle ☐ Ventrikelventil ☐ Dialyse-Shunt
   ☐ Seite: _____
8. Amputation: nein ☐ ja ☐ welches Körperteil: _____ Seite: _____
   Nicht implantierte Prothesen: _____
9. Aktivität: nicht beobachtbar ☐ angemessen ☐ auffällig ☐ _____
10. Größe: _____ cm Gewicht: _____ kg
11. Körperbau: entsprechend, normal ☐ außergewöhnlich ☐ _____
12. Lähmungen: nein ☐ ja ☐ welche: _____ Seite: _____
13. Missbildungen: nein ☐ ja ☐ welche: _____
14. Hautdefekte: nein ☐ ja ☐ _____
    Lokalisation/Beschreibung: _____

4 Kreislauf
1. Temperaturempfinden: normal ☐ schwitzt leicht ☐ friert leicht ☐
2. Ödeme: nein ☐ ja ☐ Lokalisation: _____

5 Atmung
1. Atemnot in Ruhe: nein ☐   ja ☐
2. Asthma: nein ☐   ja ☐
3. Bronchitis: nein ☐   ja ☐   aktuell ☐
4. Atemgeräusche: nein ☐   ja ☐
5. Zyanose: nein ☐   ja ☐
6. Tuberkulose: nein ☐   ja ☐   wann: _____ behandelt: nein ☐ ja ☐
7. Persönlicher Umgang mit Atemproblemen: _____

6 Ausscheidung
1. Stoma vorhanden: nein ☐   ja ☐   welches: _____ Lokalisation: _____
2. Stoma geplant: nein ☐   ja ☐   angezeichnet: nein ☐ ja ☐
3. Stuhlinkontinenz: nein ☐   ja ☐
4. Harninkontinenz: nein ☐   ja ☐   Prostatabeschwerden: nein ☐ ja ☐ _____
5. Harnableitung: nein ☐   ja ☐   welche: _____
6. Sonstige Drainagen   nein ☐   ja ☐   welche: _____

7 Integrität der Person
1. Ängste: _____
2. Persönlicher Umgang mit kulturellen Besonderheiten: _____

8 Schmerz
1. Lokalisation von Schmerzen: _____
2. Häufigkeit: _____ Dauer: _____
3. Persönlicher Umgang mit Schmerzen: _____

9   Sauberkeit/Bekleidung

1.   Äußere Erscheinung: gepflegt ☐   ungepflegt ☐
2.   Haarersatz: nein ☐   ja ☐   welcher: _____

10   Sonstiges

_____

_____

3 Projekt „Prä- und postoperative Pflegevisite"

Christine Kolbe-Alberdi Vallejo

3.1 Einleitung

Von Dezember 1999 bis März 2000 führten die gynäkologische Operationsabteilung und die intensiv-operative Wachstation der Charité in Berlin (Campus Virchow-Klinikum) ein Projekt zur Einführung einer prä- und postoperativen Pflegevisite durch. Im Rahmen des Projekts wurden 29 Patientinnen betreut und die Anforderungen an die prä- und postoperative Pflegevisite eingehend analysiert. Nach Abschluss des Projekts ging das Konzept in den regulären Leistungskatalog der intensiv-operativen Wachstation und der gynäkologischen OPs über.
Verschiedene Erfahrungen aus dem Projekt wurden bereits publiziert (Kolbe-Alberdi Vallejo 2000).

Projektbeschreibung

3.2 Problemstellung

Krankheit, Krankenhaus, Anästhesie und Operation stellen für die Patientin eine Stresssituation dar (Tolksdorf et al. 1983). Die Stressoren erfahren noch dadurch eine Verstärkung, dass die Patientin eine nur sehr ungenaue Vorstellung davon hat, was auf sie zukommt, und dass ihr die Personen, die sie unmittelbar prä-, intra- und postoperativ pflegerisch betreuen werden, unbekannt sind.

Stressfaktoren

In der perioperativen Phase erfährt die geplante Pflege einen Einschnitt. Es kommt zu Informationsdefiziten, weil Sachverhalte, die für die perioperative Pflege wichtig sind, nicht erhoben wurden. Des Weiteren gehen Informationen an den Schnittstellen Station – Operationsabteilung – Wachstation verloren.

Informationsdefizite und -verlust

3.3 Zielsetzung

Der präoperative Stress soll für die Patientin reduziert werden: Den Schwerpunkt hierfür stellt das mitmenschliche Gespräch dar, das

Präoperatives vertrauensbildendes Gespräch

Vertrauen aufbaut, Ängste nimmt, die Befindlichkeit verbessert und Informationen über den perioperativen Verlauf vermittelt.

Die Kontinuität der geplanten Pflege in der perioperativen Phase soll durch die Verbesserung in der Informationserhebung, -weitergabe und -verarbeitung pflegerisch relevanter Daten erhöht werden.

3.4 Methode

Einführung präoperative Pflegevisite

Die im Rahmen des Projekts umgesetzte Möglichkeit zur Erreichung oben genannter Ziele stellte die Einführung einer präoperativen Pflegevisite dar. Hierbei handelt es sich um ein Gespräch zwischen Patientin, OP- und Wachstationspflegeperson mit folgenden Inhalten:

Für den **OP-Bereich** wurde der Patientin
- das Einschleusen und das Auflegen auf den OP-Tisch,
- die benötigte Lagerung und
- das Ausschleusen

erklärt.

Für das Aufwachen und Verweilen auf der **intensiv-operativen Wachstation** bildete die Information über
- die Überwachung,
- die Zu- und Ableitungen,
- das postoperative Mobilisationsschema,
- die Besucherregelung und
- die persönlichen Gegenstände der Patientin

den Schwerpunkt (Prozedurinformationen).

Übersicht 1: Inhalte präoperative Pflegevisite

Auf Ängste reagieren

Des Weiteren war es wichtig, mögliche Ängste der Patientin zu erfassen, diese ernst zu nehmen und darauf einzugehen (emotionaler Aspekt). So haben z. B. die meisten Patientinnen Angst vor dem Wundschmerz; ein kurzer Hinweis darauf, was dagegen gemacht werden kann, dient der Angstreduktion (sensorischer Aspekt).

Außerdem erhielt die Patientin Verhaltensinstruktionen, z. B. zur Mobilisationstechnik nach einer Laparatomie.

Die genannten Aspekte wurden konform der Konzeptualisierung der präoperativen Pflegevisite nach Kolbe-Alberdi Vallejo (1996) ausgewählt.

Materialvergabe

Der Patientin wurden folgende Materialien ausgehändigt: Die Informationsschrift und die Besucherregelung („Visitenkarte") der intensiv-operativen Wachstation sowie ggf. das Mobilisationsschema nach einer Laparatomie.

Auch stellten die OP- und die Wachstationspflegeperson der Patientin einige Fragen, sofern sich diese nach Durchsicht der Pflegeanamnese noch nicht beantwortet haben:
nach
- möglichen Lagerungsproblemen (wegen z. B. vorangegangener Hüft-OP, versteifter Gliedmaßen oder Wirbelsäulenbeschwerden),
- einem Herzschrittmacher und
- Allergien.

Der Patientin wurde ein präoperativer Besuch der Wachstation angeboten. Wichtig war, ihr zu vermitteln, dass sie nicht „abgefragt" werden sollte. Der individuelle Gesprächsverlauf hing inhaltlich in erster Linie von den Bedürfnissen der Patientin ab.

Die präoperative Pflegevisite wurde Patientinnen vor ausgedehnten gynäkologischen Eingriffen angeboten.
Die Patientin wurde an einem der Tage vor der geplanten Operation von der OP- und der Wachstationspflegeperson aufgesucht, wobei die Ankündigung des Besuchs von der sie auf der Normalpflegestation betreuenden Pflegenden erfolgte. Die präoperative Pflegevisite sollte je nach Bedürfnis und Zustand der Patientin eine Gesamtzeit von 30 Minuten nicht überschreiten. Nach beendeter präoperativer Pflegevisite erfolgte ein Vermerk im Pflegebericht sowie in selbst entworfenen Formularen. Die Formulare dienten dem gynäkologischen OP und der intensiv-operativen Wachstation zur Arbeitsorganisation, als Leistungsnachweis und der Auswertung des Projekts.
Am OP-Tag wurde die Patientin von der OP-Pflegeperson, die die präoperative Pflegevisite durchgeführte, im Operationssaal empfangen, analog dazu wurde angestrebt, dass die Patientin auf der intensiv-operativen Wachstation von der entsprechenden Pflegeperson betreut wurde.

Ablauf vor gynäkologischen Eingriffen

Die Pflegeperson der intensiv-operativen Wachstation übergab die Patientin bei der Rückverlegung auf die Normalpflegestation dort am Bett.
An einem der postoperativen Tage sollte die Patientin nochmals für ca. 10 Minuten von der OP- und Wachstationspflegeperson aufgesucht werden, um sich nach ihrem Befinden zu erkundigen und um sie nach ihrem Eindruck von der präoperativen Pflegevisite zu befragen. Die Pflegeperson der intensiv-operativen Wachstation stellte ihr sinngemäß folgende Fragen:

Nach OP

- Wie gut halfen Ihnen die Informationen und Verhaltensinstruktionen bei der Bewältigung Ihrer Situation nach der Operation?
- Welche Informationen und Verhaltensinstruktionen fehlten, wären Ihnen aber hilfreich gewesen?
- Wie würden Sie ein Gruppengespräch (mit zwei oder mehreren Patientinnen) empfinden?

Übersicht 2: Inhalte postoperatives Gespräch

Die Antworten wurden auf dem selbst entworfenen Formular notiert, und es erfolgte ein Vermerk im Pflegebericht.

3.5   Ergebnisse

Während der Projektphase von Dezember 1999 bis März 2000 wurden insgesamt 29 Patientinnen präoperativ besucht. Die meisten von ihnen sollten eine Laparatomie erhalten, teils zum wiederholten Male bei Rezidiven maligner Tumore (Ovarial- bzw. Zervix-Ca.).

Die Patientinnen befanden sich im Anschluss an die Operation zwischen null und 14 Tagen auf der intensiv-operativen Wachstation, wobei der Mittelwert bei fünf Tagen lag.

Die präoperativen Pflegevisiten dauerten zwischen zehn und 60 Minuten, im Durchschnitt knapp 30 Minuten.

Bei einer türkischen Patientin erfolgte die präoperative Pflegevisite unter Hinzuziehung eines zufällig anwesenden männlichen Dolmetschers. Der Gesprächsverlauf war aus Sicht der Pflegenden nicht zufrieden stellend, da offensichtlich für die Patientin mit Scham behaftet.

Umfassendes Bild der Patientinnen

Obgleich das Hauptaugenmerk während der präoperativen Pflegevisite auf dem Informationsfluss von der Pflegeperson zur Patientin lag, erhielten die Pflegenden neben den Antworten auf die Fragen nach den Lagerungsproblemen, einem Herzschrittmacher und Allergien noch weitere Eindrücke und Informationen von der bzw. über die Patientin:

- Hör- und Sehbeeinträchtigungen,
- Schmerzen bzw. Schmerztherapie,
- medizinische Nebendiagnosen,
- psychische Verfassung,
- soziale Situation,
- Drogen- bzw. Medikamentenabhängigkeit,
- Vor-OPs bzw. Wiederaufnahme,
- Nennung von auskunftsberechtigten Angehörigen,
- persönliche Dinge der Patientin, die am OP-Tag von der Station besorgt werden müssen, wie z. B. Kulturtasche, Medikamente, Zahnprothese, Brille, Buch usw.,
- besondere von der Patientin spontan geäußerte Eigenarten oder Bedürfnisse.

Besuch der Wachstation

Das Angebot, sich vor der Operation die Wachstation anzusehen, wurde häufig gemacht und von vielen Patientinnen auch angenommen. Die Besichtigung erfolgte entweder im Anschluss an die Pflegevisite gemeinsam mit der visitierenden Pflegeperson oder separat zu einem späteren, von der Patientin frei gewählten Zeitpunkt. Der Besuch wurde u. a. von den Pflegenden dazu genutzt, der Patientin die

Räumlichkeiten, einen Bettplatz und die Funktionsweise der PCA-Pumpe zu zeigen.

Viele Patientinnen äußerten schon direkt nach der präoperativen Pflegevisite, dass sie diese als positiv empfanden.

Positive Reaktionen

Zur postoperativen Pflegevisite konnten nur 23 Patientinnen wieder aufgesucht werden, überwiegend deshalb, weil einige Frauen zum Zeitpunkt des Besuchs schon entlassen worden waren. Die postoperativen Pflegevisiten dauerten zwischen fünf und 60 Minuten, im Durchschnitt um die 20 Minuten.

Auf die Frage: „Wie gut halfen Ihnen die Informationen, die Sie während der präoperativen Pflegevisite erhielten?" antwortete die Mehrheit der Patientinnen mit gut bzw. sehr gut. Mehrere Patientinnen betonten, dass es für sie besonders wertvoll war, sich die Wachstation vor der Operation anschauen zu können, bzw. dass die Pflegevisite ihre Angst verringerte. Des Weiteren wurde es als hilfreich empfunden zu wissen, mit welchen Zu- und Ableitungen man wach werden würde, bzw. Informationen über das Monitoring zu erhalten („Sonst hätte ich mich gewundert, wo die Pflegeperson immer hinschaut.") Auch wurde von vielen Patientinnen die persönliche Kontaktaufnahme mit der OP- bzw. Wachstationspflegeperson als positiv hervorgehoben. In diesem Sinne kam dem präoperativen Besuch an sich schon ein Wert zu, eine Patientin sprach von der „Geste des Besuchs". Eine weitere Patientin berichtete davon, dass sich aufgrund des präoperativen Gesprächs ihre Familie habe vorbereiten können (Besuchszeiten, keine Kinder in den ersten Tagen nach der OP zu Besuch). Bereits vooperierte Patientinnen betonten teilweise, dass sie die Information eher vor der ersten OP benötigt hätten, jetzt würden sie ja schon wissen „wo es langgeht". Eine Patientin gab Überforderung an, da sie am Tag vor der Operation zu viele Informationen von unterschiedlichen Personen erhielten.

Die meisten Patientinnen hatten keine Verbesserungsvorschläge, sie waren mit Inhalt und Ablauf der präoperativen Pflegevisite vollkommen zufrieden. Eine Patientin hätte es als hilfreich empfunden, mehr Details während des präoperativen Gesprächs zu erfahren, so z. B. über die Übelkeit, das Aufstoßen und den zentralen Venenkatheter am Hals. Eine andere Patientin bedauerte, auf der intensiv-operativen Wachstation nicht gleich nach der Operation „ihre" Pflegeperson gesehen zu haben. Eine weitere Patientin äußerte, man könne die Patientinnen dazu anregen, ihren Walkman o. ä. – soweit vorhanden – zum Kleingepäck für die Wachstation dazu zu legen – zur Ablenkung bzw. Entspannung.

Verbesserungsvorschläge

Die Frage nach einem präoperativen Gruppengespräch wurde zwiespältig beantwortet, wobei die Befürworter überwogen. Sie argumentierten sinngemäß, dass ja alle Patientinnen in einer ähnlichen Situation seien und man sowieso miteinander – auch über Krankheit und Operation – spreche. Unter dem Aspekt der Personalintensität der präoperativen Pflegevisite äußerten mehrere Patientinnen: „Lie-

Gruppengespräch

ber so als gar nicht." Jene Patientinnen, die ein Gruppengespräch ablehnten, waren besorgt darüber, dass sie nur noch weniger persönliche Fragen stellen bzw. bestimmte Themen aus Scham nicht ansprechen könnten.

Postoperatives Gespräch

Die Patientinnen freuten sich durchweg, „ihre" Pflegepersonen bei der postoperativen Pflegevisite wiederzusehen.

Viele Patientinnen sahen zu diesem Zeitpunkt „ihre" Pflegepersonen als Vertrauenspersonen an; manche Patientinnen berichteten während der postoperativen Pflegevisite auch von negativen Erfahrungen allgemeiner Art „rund um die Operation".

Eine Patientin empfand es als positiv, mit einer weiteren Patientin mit ähnlicher Diagnose und Operation zusammenzuliegen.

Bei der nicht deutschsprachigen Patientin war ein postoperatives Gespräch nicht führbar.

Viele Patientinnen bedankten sich nochmals, sie hätten sich sehr gut aufgehoben und umsorgt gefühlt.

Teilnehmer und Umgang mit Projekt

Erfahrungen mit der Durchführung der prä- bzw. postoperativen Pflegevisite konnten während der Projektphase das gesamte OP-Pflegepersonal sowie zwei Drittel der Pflegenden der intensiv-operativen Wachstation sammeln. Dem Beginn des Projekts ging die Information des Pflegepersonals, der Ärzteschaft und der Krankengymnastinnen der Stationen des Normalpflegebereichs voraus. Das Pflegepersonal der intensiv-operativen Wachstation und des OPs wurde über bereichsinterne Fortbildungen instruiert, bzw. es erfolgte „learning-by-doing", teils unter der Anleitung und Supervision von Pflegenden, die bereits erste Erfahrungen mit der prä- bzw. postoperativen Pflegevisite gesammelt hatten.

Das Projekt wurde von zwei Zwischen- und einer Abschlussbesprechung begleitet, an denen der OP, die Wachstation, die Stationen des Normalpflegebereiches und die pflegerische Abteilungsleitung teilnahmen.

3.6 Diskussion

Förderung der Individualität

Obgleich sie nicht systematisch erfasst wurden, weisen viele direkte und indirekte Äußerungen der Patientinnen auf eine gelungene Stress- und Angstreduktion sowie auf eine Befindlichkeitsverbesserung hin. Das Kennenlernen der betreuenden OP-Pflegekraft und der Wachstationspflegekraft bzw. der Wachstation wurde von der Patientin als sehr positiv eingeschätzt. Nicht nur für die Patientin traten das Krankenhaus und seine Mitarbeiter so aus der Anonymität heraus, sondern auch das Pflegepersonal der intensiv-operativen Wachstation und des OPs lernten ihre Patientinnen auf neue Art und Weise bereits vorab als individuelle Persönlichkeiten kennen. Speziell für die OP-Pflegekräfte war dieser Punkt besonders wichtig, da sie ihre Patientinnen sonst nur

„schlafend" erleben. Die teilweise aufgetretenen Unsicherheiten und Berührungsängste im Umgang und in der Gesprächsführung mit schwer kranken Frauen wurden und werden durch gezielte Mitarbeitergespräche, Fortbildungsangebote u. ä. aufgefangen.
Die Informationen über den perioperativen Verlauf waren besonders für diejenigen Patientinnen wertvoll, die zum ersten Mal operiert wurden.

Die Kontinuität in der Pflege wurde verbessert, da sowohl der OP als auch die intensiv-operative Wachstation vor der Ankunft der Patientin direkte Informationen von ihr und über sie erhalten hatten sowie, falls notwendig, bestimmte individuelle Vorbereitungen treffen konnten. Die Einbeziehung der Pflegedokumentation der Stationen des Normalpflegebereiches muss noch konsequenter geschehen.

Kontinuität

Das Projekt wurde vom Pflegepersonal des OPs und der intensiv-operativen Wachstation überwiegend positiv angenommen. Auf der intensiv-operativen Wachstation sollte angestrebt werden, dass alle Pflegepersonen prä- und postoperative Pflegevisiten durchführen.
Um die Akzeptanz des Projekts auf den Stationen des Normalpflegebereiches noch weiter zu verbessern, wurde geplant, im Rahmen einer Dienstbesprechung den Pflegenden Zielsetzung, Organisation und Durchführung der Pflegevisiten differenziert zu erläutern. Die Informationen zwischen den Stationen des Normalpflegebereichs und dem OP bzw. der intensiv-operativen Wachstation darüber, wer wann für welche Operation vorgesehen ist, sollten zukünftig noch schneller und zeitgerechter verfügbar sein, damit die präoperative Pflegevisite besser planbar wird und alle entsprechenden Patientinnen daran teilnehmen können.

Akzeptanz aufseiten des Pflegepersonals

Von ärztlicher Seite fand das Projekt wenig Beachtung; ein einzelner Arzt bewertete es positiv. Eine inhaltliche (z. B. Information über die PCA-Pumpe) und formelle Koordinierung (z. B. Zeitpunkt des Aufklärungs- bzw. Prämedikationsgesprächs) mit dem ärztlichen Bereich wäre erstrebenswert.

Bewertung aus ärztlicher Sicht

Zur Auswahl der für die präoperative Pflegevisite geeigneten Patientinnen: Patientinnen vor großen (Längs-) Laparatomien, v. a. bei malignen Tumoren (OP nach Wertheim-Meigs, Exenterationen, primäre und sekundäre Operationen bei Ovarial-Ca.). Bei Patientinnen vor Mamma-Operationen bzw. Vulvektomien ist lediglich ein Besuch der OP-Pflegeperson, nicht jedoch der Wachstationspflegeperson sinnvoll, da diese Patientinnen sich postoperativ höchstens kurzfristig auf der Wachstation aufhalten. Auch ist zu diskutieren, ob es – unabhängig von der zu erwartenden OP – gut wäre, bei z. B. besonders ängstlichen Patientinnen präoperative Besuche durch die OP-Pflegeperson durchzuführen. Zu bedenken ist hierbei, dass es bei einigen Patientinnen zu einer Verstärkung der Angst kommen könnte.
Gruppengespräche wurden im Rahmen des Projekts nicht durchgeführt, die ablehnenden Äußerungen der Patientinnen sind ernst zu nehmen. Sollte sich zukünftig die Notwendigkeit eines Gruppenge-

Eignung der Patientinnen

sprächs aus personell-organisatorischen Bedingungen ergeben, müssten die betroffenen Patientinnen zu ihrer diesbezüglichen Einstellung befragt werden.

Sprachschwierigkeiten

Eine besondere Herausforderung stellt die Pflegevisite bei Patientinnen dar, die der deutschen Sprache nicht mächtig sind. Für diese Frauen müssen zukünftig noch andere Angebote (z. B. mittels weiblicher Dolmetscher usw.) entwickelt werden.

Erfahrungen der Patientinnen, besonders negative, die diese den Pflegekräften während der postoperativen Pflegevisite mitteilten, sollten auch zukünftig aufgegriffen werden und im Team bzw. bereichs- oder berufsgruppenübergreifend diskutiert werden. Die Mitteilung positiver Erfahrungen und das Aussprechen von Dankbarkeit kann für beide Pflegeteams (OP und intensiv-operative Wachstation) eine Motivation zur Fortführung des Konzepts im Besonderen und zur ständigen Verbesserung ihrer Arbeit im Allgemeinen darstellen.

Zeitplanung

Die geplante Zeit von ca. 30 Minuten für die präoperative Pflegevisite erwies sich als angemessen. Allerdings stellten sich 10 Minuten für die postoperative Pflegevisite als zu kurz heraus, da die Patientin die OP- bzw. die Wachstationspflegeperson bei diesem Besuch schon kannten und oft ein großes Kommunikationsbedürfnis hatten.

Forderung

Da das Konzept sehr zeit- und personalintensiv ist, sollte es bei zukünftigen Personalbemessungen bei den entsprechenden Entscheidungen berücksichtigt werden; dies setzt eine Einbeziehung in die Leistungserfassung des OP-Bereichs und der intensiv-operativen Wachstation voraus.

3.7   Literatur

Kolbe-Alberdi Vallejo, Christine (1996): Pilotstudie zum Einfluss einer präoperativen Pflegevisite auf das physische Befinden von Patientinnen nach einem gynäkologischen Eingriff. Unveröff. Diplomarbeit am Institut für Medizin-/Pflegepädagogik und Pflegewissenschaft, Abt. Krankenpflege an der Humboldt-Universität zu Berlin.

Kolbe-Alberdi Vallejo, Christine (2000): Informieren, Angst nehmen, Beziehungen aufbauen: Projekt „Prä- und postoperative Pflegevisite". In: Heilberufe 52, Heft 8, S. 16–17.

Tolksdorf, Werner u. a. (1983): Das präoperative psychische Befinden – Zusammenhänge mit anästhesierelevanten psychophysiologischen Parametern. In: Anästhesie/Intensivtherapie/Notfallmedizin 18, S. 81–87.

4 Der Pflegeprozess des Patienten in der perioperativen Phase unter besonderer Berücksichtigung der präoperativen Pflegevisite

Christine Kolbe-Alberdi Vallejo

Vorbemerkung: Fragmente dieses Konzepts wurden bereits veröffentlicht (Kolbe-Alberdi Vallejo 1999).

4.1 Problemstellung

„Im Krankenhaus beginnt der Pflegeprozess bei der Aufnahme der PatientInnen und endet mit ihrer Entlassung" (Krohwinkel 1993). Diese Aussage mag für die prä- und postoperative stationäre Patientenversorgung zutreffen; für die Zeit, die ein Patient[1] im Operationssaal verbringt, tut sich im Pflegeprozess eine Lücke auf. Aus diesem Sachverhalt ergeben sich folgende Probleme:

4.1.1 Geplante Pflege erfährt durch die Operation eine Zäsur

> Merke:
> Die Realisierung des Pflegeprozesses als Ausdruck der geplanten Pflege stellt in professioneller (vgl. auch Berufsbild 1997) und rechtlicher Hinsicht (§ 3 KrPflG) eine Notwendigkeit dar.

Momentan orientiert sich jedoch die Pflegeplanung nicht am Gesamtaufenthalt des Patienten im Krankenhaus, sondern an seinen Teilaufenthalten auf der jeweiligen prä- und postoperativen Station. Die bedingt durch Veränderungen im Pflegeverständnis vorgenommene Umorganisation der Pflegesysteme auf den Stationen (von der Funktions- zur Gruppen- bzw. Zimmerpflege o. ä.) gilt auch nur für

Funktionelle Zergliederung

---

[1] Der Begriff Patient schließt selbstverständlich die Patientin mit ein.

diese – sie endet an der jeweiligen Stationstür. Der Patient erlebt eine funktionelle Zergliederung – ganz im Taylorschen Sinne – während seiner „Reise" von der präoperativen Station in die Operations-/Anästhesieabteilung und von dort in den Aufwachraum und/oder die Wachstation, die Intensivpflegestation, den Normalpflegebereich. Auf jeder einzelnen Etappe wird er mit anderen und für ihn jeweils unbekannten Pflegenden konfrontiert.

Nicht umsonst existiert bei einem entsprechend hohen „Patientendurchlauf" die gebräuchliche Analogie von der „Fließbandarbeit" in den „Funktionsbereichen".

4.1.2   Informationsdefizite beim Aufnahmegespräch

Fehlende Erhebung pflegeprozessrelevanter Daten

Das pflegerische Aufnahmegespräch wird – wie der Name schon sagt – normalerweise am Aufnahmetag mit dem Patienten geführt. Es stellt gleichzeitig die Pflegeanamnese dar; auf dieser basiert die gesamte Pflegeplanung. Nicht bei allen Patienten ist bereits am Aufnahmetag klar, ob und wann sie operiert werden. Deshalb wird die aufnehmende Pflegeperson ihre Fragen und Informationen auf Aspekte konzentrieren, die während des Aufenthalts des Patienten auf der Station relevant sind. Aus diesem Grund wird sie den Patienten weder zu Sachverhalten bzgl. einer eventuellen Operation befragen noch ihm von sich aus Informationen über diese geben. Auch würde eine derartige Informations- und Frageflut den Patienten übermäßig beanspruchen, der ja die unmittelbare Enkulturationshilfe für seine Ankunft und sein Einleben auf der Station benötigt.

4.1.3   Informationsverluste an den Schnittstellen

Schnittstellen

Die unter 4.1.1 beschriebene Partikularisierung hat zur Folge, dass die Station, die vom Patienten Informationen erhält, diese an die weiterbetreuenden Bereiche übergeben muss. Dies erfolgt bei der Übergabe des Patienten beim Ein- und Ausschleusen bzw. bei der Verlegung aus dem Aufwachraum auf die Station – oftmals nur mündlich, unstrukturiert und unter Zeitdruck. Ein Informationsverlust an den Schnittstellen Station – Operations-/Anästhesieabteilung sowie Operations-/Anästhesieabteilung – Aufwachraum – Station ist unter diesen Umständen unvermeidlich. Außerdem ist der Zeitpunkt u. U. zu spät, um Vorbereitungen zu treffen, die sich aus den Informationen ergeben.

4.1.4 Präoperative Stressoren

Folgende präoperative Stressoren werden von Tolksdorf (1985) identifiziert: äußere Stressoren (Entzug sensorischer Informationen, Schmerz, reale oder simulierte Gefahrensituation), Reize, die zur Deprivation primärer Bedürfnisse führen (Nahrungs- und Wasserentzug, schlechter Schlaf, eingeschränkte Bewegung und Aktivität, Temperaturschwankungen), soziale Stressoren (Trennung von den Angehörigen, Zusammenleben mit Menschen, die der Patient sich nicht aussuchen kann), Leistungsstressoren (Überwindung der Krankheit zur Wiedererlangung der Arbeitsfähigkeit) sowie andere Stressoren (Problem des „Lebens danach", z. B. nach entstellenden Eingriffen).

Erleben und Reaktionen der Patienten

Die genannten Stressoren lösen beim Patienten eine Reaktion auf emotionaler und physiologischer Ebene aus. „Die wesentlichsten Emotionen in der präoperativen Phase sind Angst, Depression und Schwäche; physiologische Stressreaktionen sind Aktivitätssteigerung des sympathischen Nervensystems (SN) und/oder des Hypothalamus-Hypophysen-Nebennierenrinden-Systems (HHNNR)" (Tolksdorf et al. 1983).

4.2 Zielsetzung

Die Zielsetzung ergibt sich aus der unter 4.1 genannten Problemstellung.

* Die Kontinuität der geplanten Pflege in der perioperativen Phase wird durch eine perioperative Pflegeplanung und eine präoperative Pflegevisite hergestellt bzw. erhöht.

Ziele

* Die Informationserhebung, -weitergabe und -verarbeitung von pflegeprozessrelevanten Daten beim chirurgischen Patienten wird durch eine perioperative Pflegeplanung und eine präoperative Pflegevisite verbessert.

* Der Informationsfluss an den Schnittstellen Station – Operations-/Anästhesieabteilung sowie Operations-/Anästhesieabteilung – Aufwachraum – Station wird durch eine perioperative Pflegeplanung und eine präoperative Pflegevisite verbessert.

* Der operative Patient erlebt durch die präoperative Pflegevisite eine Stressreduktion.

4.3 Methode

4.3.1 Perioperative Phase und Pflegeprozess

Vier Schritte

Die Anwendung des Pflegeprozesses in der perioperativen Phase schließt alle vier essentiellen Schritte desselben ein: Sammlung von Angaben, Planung, Durchführung und Auswertung (WHO-Modell; Heath/Law 1986). Grundlegend ist die Annahme von der „zyklischen Natur" des Pflegeprozesses (Krohwinkel 1993), d. h. der Patient durchläuft während seines Krankenhausaufenthaltes jene vier Schritte (sog. „Regelkreis des Krankenpflegeprozesses", vgl. auch Fiechter/ Meier 1992) nicht zwingend nur einmal, sondern mehrfach (siehe auch Krohwinkel 1993). Besonders die von Orem interpretierte Pflegeplanung legt im Rahmen des vierten Schritts (auch Case Management – Auswertung – genannt) einen Schwerpunkt darauf, alle Phasen der Pflegeplanung auszuwerten und nicht nur das Pflegeergebnis: *„Case-Management-Handlungen umfassen Tätigkeiten wie die Evaluation (Auswertung), Kontrolle, Anleitung und Überwachung jeder der diagnostischen, verordnenden, therapeutischen und regulierenden Handlungen, ..."* (Cavanagh 1997). Diese Herangehensweise kann in bestimmten Situationen dazu führen, dass der erste Schritt der Pflegeplanung (Assessment – Pflegediagnose) wieder aufgegriffen werden muss. Eine bevorstehende Operation ist eindeutig eine solche Situation.

4.3.2 Pflegevisiten

Definition:
„Die **Pflegevisite** ist ein regelmäßiger Besuch bei und ein Gespräch mit der KlientIn/dem Klienten über ihren/seinen Pflegeprozess. Die Pflegevisite dient der gemeinsamen

- Benennung der Pflegeprobleme und Ressourcen bzw. der Pflegediagnose,
- Vereinbarung der Pflegeziele,
- Vereinbarung der Pflegeinterventionen,
- Überprüfung der Pflege"

(Heering u. a. 1997).

Anwendbarkeit

Aus dieser Definition wird ersichtlich, dass Pflegevisiten für drei der vier Schritte des Pflegeprozesses verwendet werden können (siehe auch 4.3.1). Lediglich die Durchführung der Pflege wird nicht im Rahmen der Pflegevisite geleistet.

4.3.2.1 Präoperative Pflegevisite

Der Patient wird am Vortag der Operation von der OP-Schwester, der Anästhesieschwester oder der Krankenschwester des Aufwachraums bzw. der postoperativen (Intensiv/Wach) Station zum Zweck des Kennenlernens und des gegenseitigen Informationsaustauschs besucht. Die präoperative Pflegevisite stellt das Instrument zur Realisierung der *ersten beiden Schritte des Pflegeprozesses* im Rahmen der perioperativen Pflegeplanung dar (*Sammlung von Angaben und Planung*).

Ablauf

Des Weiteren ist sie wirksam im Sinne der Erhaltung der Pflegekontinuität vom stationären zum operativen Bereich und der Erhöhung der Pflegeeffektivität im Operationssaal und im Aufwachraum (Lindeman/Stetzer 1973).

Zweck

Neben der beschriebenen Rolle innerhalb des Pflegeprozesses verfolgt die präoperative Pflegevisite folgende Ziele:

Zielsetzung

> **Merke:**
> **Vertrauensbildung** zwischen Patient und Pflegeperson, **Enkulturationshilfe** für den Patienten bzgl. der neuen Situation, **Rollenbewältigungshilfe** (Patientenrolle), **Stressbewältigungshilfe** (siehe auch 4.1.4), **Informationen über den** (prä-, intra- und) **postoperativen Verlauf, Beseitigung von Fehl-Erwartungen, Fehl-Haltungen und Unwissen** sowie **Befindlichkeits- und Complianceverbesserung** (Kolbe-Alberdi Vallejo 1994).

Die Pflegeperson erhebt pflegeprozessrelevante Daten, die während des Aufenthalts des Patienten im Operationssaal, im Aufwachraum und auf der postoperativen (Intensiv-/Wach-) Station von Bedeutung sind. Es empfiehlt sich, die Daten gemäß einer bestimmten Taxonomie zu strukturieren. Zugrunde gelegt werden können z. B. die Aktivitäten des täglichen Lebens (ATLs[2]) oder die Aktivitäten und existenziellen Erfahrungen des Lebens (AEDLs[3]) oder Pflegediagnosen.

Informationsaustausch Patient – Pflegeperson

---

[2] Juchli, 1991.
[3] Krohwinkel, 1993.

Beispiele:
- Schlaf, persönlicher Umgang mit Schlafproblemen, Zeitrhythmen, Ablenkungsmöglichkeiten (**ATL Wach sein und schlafen, Raum und Zeit gestalten – arbeiten und spielen**).
- Pflegerelevante Frakturen oder Dislokationen, Wirbelsäulenbeschwerden, Bewegungsausmaß der Gelenke, Hautzustand (**ATL Sich bewegen/Für Sicherheit sorgen**).
- Äußere Erscheinung, Pflegemittel, Haarersatz (**ATL Sich waschen und kleiden**).
- Zähne, Zahnersatz, Übelkeit, Körpergewicht, Diät (**ATL Essen und Trinken**).
- Persönlicher Umgang mit Ausscheidungsproblemen, Stoma vorhanden/geplant, Harn- oder Stuhlinkontinenz, Urinableitung (**ATL Ausscheiden**).
- Temperaturempfinden (**ATL Körpertemperatur regulieren**).
- Atemnot in Ruhe, persönlicher Umgang mit Atemproblemen (**ATL Atmen**).
- Seh- und Hörvermögen, Muttersprache (**ATL Kommunizieren**[4]).
- Lebensalter, Familien- und Lebenssituation, ggf. letzte Menstruation (**ATL Kind, Frau, Mann sein**).
- Religion, Schmerz, Angst, persönlicher Umgang mit Schmerz und Angst (**ATL Sinn finden im Werden, Sein, Vergehen**).

Die Aufzählung erhebt keinen Anspruch auf Vollständigkeit; andererseits muss nicht jeder Parameter bei jedem Patienten berücksichtigt werden.

Erhebung Die Daten können sowohl aus vorhandenen Unterlagen der Patientendokumentation als auch durch Beobachtung bzw. im Gespräch mit dem Patienten erhoben werden. Werden in den ATLs bzw. AEDLs Einschränkungen oder Besonderheiten („Probleme") festgestellt, so führen diese zu perioperativ geplanter individueller Pflege.

---

[4] Zu bemerken ist, dass bei Einschränkungen in dieser ATL (bedingt durch z. B. sprachliche Barrieren oder bei psychisch Erkrankten) die Durchführung einer Pflegevisite an sich erschwert sein kann.

AEDL	Probleme	Ressourcen	Pflegeziele	Pflegemaß-nahmen
Kommuni-zieren	Patient hört ohne Hörge-rät sehr schwer, kann ohne dieses Gespräche nicht verfol-gen, möchte sein Hörge-rät bis zur Narkose tra-gen; kann ohne Brille nur sche-menhaft sei-ne Umwelt wahrneh-men	Umgang mit dem Hörge-rät sicher, ist kontakt-fähig, er-zählt spon-tan, viel und gern	Dafür sor-gen, dass: Brille und Hörgerät am Patienten belassen werden kön-nen; umfassend verbale In-formation gegeben wird; Brille und Hörgerät nicht verlo-ren gehen	Info an Per-sonal der Anästhesie wegen Hör-gerät und Brille; Sprechtem-po und Stimmstärke anpassen; ausreichen-de Erklärung aller Pflege-maßnah-men; Bereitstel-lung des Pa-tienten-Safes
Sich Bewe-gen	Patient hat große Schmerzen bei Bewe-gung; hat Angst vor dem Umla-gern auf den OP-Tisch; be-fürchtet, dass er nach der Operati-on nicht wieder mit seinem Hund spa-zieren ge-hen kann	Ist bereit zur aktiven Mit-arbeit	Patient so wenig wie möglich be-wegen; Schmerzen bei der Um-lagerung auf den OP-Tisch weitgehend vermeiden; Wohlbefin-den beim Liegen auf dem OP-Tisch ermög-lichen	Ausreichen-de Schmerz-mittelgabe nach ärztli-cher Anord-nung; beim Einschleusen linkes Bein unterstüt-zen; Wünsche des Patienten bei der La-gerung be-rücksichti-gen

Tab. 1:
Beispiele individueller Pflegeplanung

(aus: Hüfner u. a. 1996)

Dieses Fragment einer perioperativen Pflegeplanung wurde aus der Sicht des OP-Pflegepersonals angefertigt. Bei der Ergänzung z. B. der postoperativen Situation ergeben sich Zusätze.

Tab. 2:
Beispiele mit Berücksichti-
gung der postoperativen
Situation

Pflegediagnose[5]	Pflegeziel	Bewertungskriterien zur Zielerreichung
Verstopfung hervorgerufen durch Narkose, Schmerz-medikation und ein-geschränkte Mobilität	Nach Aufnahme des Nahrungsaufbaus setzt normale Darmtätigkeit ein	• Patient verbalisiert abnehmende Bauchschmerzen bei sich normalisie-render Darm-peristaltik • Patient berichtet über normale Darmbewegungen 24 Std. nach Auf-nahme der Normal-kost
Schmerzen hervorgerufen durch den chirurgischen Ein-griff, Entzündung, Schwellung und in-vasive Maßnahmen	Patient verbalisiert, dass der postoperative Schmerz gut unter Kontrolle ist	• Patient ersucht in der postoperativen Phase um Schmerzmittel, be-vor der Schmerz zu stark wird • Patient führt Lage-rungen und andere schmerzer-leichternde Maß-nahmen durch

(aus: Craven/Hirnle 1992; Übersetzung durch die Verfasserin)

Informationsaustausch
Pflegeperson – Patient

Folgende Aspekte[6] kann die Pflegeperson dem Patienten vermitteln:

> Beispiele:
> • **Prozedurinformationen**: Was passiert mit dem Patienten, wenn er in den Operationssaal, in den Aufwachraum, auf die post-operative (Intensiv/Wach) Station kommt? Welche pflegeri-schen Handlungen werden an und mit ihm vorgenommen? An-legen einer Infusion, Monitorüberwachung der Vitalzeichen, perioperative Nahrungskarenz, postoperative Mobilisation.
> • **Sensorische Deskription**: Mit welchen perioperativen Empfin-dungen und Sinneseindrücken kann der Patient rechnen? Durst, Mundtrockenheit, Übelkeit, Erbrechen, Halsschmerzen, Schluckbeschwerden, Wundschmerzen. Wichtig ist, dem Pati-enten mitzuteilen, dass entweder der Patient selbst oder das

---

[5] Die Taxonomie der Pflegediagnosen orientiert sich an Doenges/Moorhouse 1994.

[6] Eine differenziertere Beschreibung der Aspekte bei Kolbe-Alberdi Vallejo 1996.

Pflegepersonal etwas gegen negative sensorische Eindrücke tun können.

- **Emotionale Deskription:** Welche perioperativen Gefühlsbewegungen und Affekte können den Patienten bewegen? Niedergeschlagenheit, Angst, Erregung, Hilflosigkeit. Es ist wichtig, dem Patienten die Normalität solcher negativen perioperativen Gefühle zu vermitteln und ihn zu ermuntern, Techniken wie z. B. autogenes Training – sofern er es beherrscht – anzuwenden bzw. die Gefühle dem Pflegepersonal gegenüber zu äußern.
- **Verhaltensinstruktionen:** Was kann der Patient tun, damit sich die perioperative Phase positiv für ihn gestaltet? Was wird von ihm erwartet? Atem- und Beinübungen, Mobilisationstechnik. Besonders effektiv ist es, die Übungen bzw. die Technik dem Patienten zu zeigen und ihm die Möglichkeit zu geben, sie zu wiederholen.

Auch hier gilt selbstverständlich, die Bedürfnisse jedes Patienten individuell zu berücksichtigen. Für Patienten mit verdrängendem Bewältigungsverhalten kann es z. B. kontraindiziert sein, eine detaillierte sensorische und emotionale Deskription zu erhalten. Eine Gliederung beispielsweise nach den ATLs ist möglich. *Rücksichtnahme*

Darüber hinaus bietet die präoperative Pflegevisite für den Patienten eine Gelegenheit, seine u. U. vorhandenen Zweifel und Ängste bzgl. der bevorstehenden Operation abzubauen. Es kann ebenfalls sinnvoll sein, mit dem Patienten einen kurzen Rundgang durch den OP-Saal, den Aufwachraum usw. vorzunehmen.

Es bieten sich für die Durchführung der präoperativen Pflegevisite prinzipiell drei Personengruppen an: die OP- oder die Anästhesieoder die Pflegeperson des Aufwachraums bzw. der postoperativen (Intensiv/Wach) Station. Bei den in der deutschsprachigen Literatur beschriebenen präoperativen Pflegevisiten wird lediglich eine dieser drei Personengruppen favorisiert (vgl. auch Kolbe-Alberdi Vallejo 1997; Müthing u. a. 1998; Tettenborn u. a. 1997). Das vorliegende Konzept erweitert diese eindimensionale Sichtweise und spricht sich dafür aus, dass für die Durchführung der präoperativen Pflegevisite prinzipiell alle drei Personengruppen geeignet sind. Das soll nicht zwingend bedeuten, dass alle drei Personengruppen ihre eigene präoperative Pflegevisite durchführen. Nur eine Pflegekraft führt die Pflegevisite durch und bezieht relevante Aspekte der jeweils abwesenden Personengruppen mit ein. Das heißt, visitiert eine Pflegeperson der postoperativen Wachstation, muss sie jene Gesichtspunkte, die für die Pflege während der Operation für die Anästhesie- und die OP-Pflegekraft relevant sind, mitberücksichtigen. *Teilnehmende Pflegegruppen und Durchführung*

Vorbedingung hierfür ist, dass die visitierende Pflegekraft sich nicht nur im eigenen Arbeitsbereich auskennt, sondern auch in den an- *Voraussetzung* grenzenden. Dieser Pflegeperson obliegt somit im Sinne von „Primary Nursing" die Verantwortung, über ihren eigenen konkreten Handlungsbereich hinaus Pflegemaßnahmen zu planen, die von den weiteren Pflegekräften auch einzuhalten sind.

Die Teilnahme von anwesenden Angehörigen kann sinnvoll sein, sofern dies vom Patienten gewünscht wird.

Zeitpunkt

Die präoperative Pflegevisite sollte am Vortag der Operation durchgeführt werden. Das chirurgische Aufklärungsgespräch und die anästhesiologische Prämedikationsvisite haben idealerweise bereits stattgefunden.

Ruhiger, geschützter Ort

Der Ort, an dem die präoperative Pflegevisite stattfindet, sollte möglichst ruhig sein. Der Wunsch des Patienten nach geschützter Atmosphäre muss auf jeden Fall berücksichtigt werden. Befindet sich der Patient in einem Einzelzimmer, bietet sich dieses für das Gespräch an. Ansonsten kann – je nach vorhandenen Möglichkeiten und/oder der Mobilität des Patienten – ein Behandlungs-, Patientenaufenthalts-, Gymnastikraum usw. genutzt werden. Letzterer ist besonders dann sinnvoll, wenn mit dem Patienten Atem- und Beinübungen bzw. die Mobilisationstechnik durchgeführt werden sollen.

Dokumentation

Die Anforderungen an die Dokumentation der präoperativen Pflegevisite ergeben sich aus der Besonderheit, dass mehrere Personen mit der perioperativen Pflegeplanung arbeiten können müssen, nämlich die OP- und die Anästhesiepflegeperson, die Pflegekraft des Aufwachraums und die der postoperativen (Intensiv-/Wach-) Station.

Hilfen

Eine Checkliste mit den möglichen Einschränkungen oder Besonderheiten in den einzelnen ATLs und/oder ein Formular für die perioperative Pflegeplanung (beispielsweise das *Protokoll praeoperative Pflegevisite* aus Hüfner u. a. 1996) kann die Erhebung und Planung vereinfachen.

Selbstverständlich ist, dass immer die gleichen Dokumentationshilfen (Checklisten, Formulare usw.) verwendet werden, unabhängig davon, wer die präoperative Pflegevisite durchführt. Die visitierende Person trägt außerdem die Verantwortung dafür, dass die Pflegeplanung allen beteiligten Personengruppen rechtzeitig für notwendige Vorbereitungen zur Verfügung gestellt wird.

4.3.2.2 Postoperative Pflegevisite

Die Durchführung einer postoperativen Pflegevisite dient im Sinne des **vierten Schritts des Pflegeprozesses der Auswertung** der perioperativ geplanten und durchgeführten Pflege. Ihre Umsetzung wird an dieser Stelle nicht weiter ausgeführt.

4.4   Zusammenfassung

Die konsequente Anwendung der Pflegeplanung in der perioperativen Phase und besonders die Einführung der präoperativen Pflegevisite dienen der Herstellung bzw. der Erhöhung der Kontinuität der geplanten Pflege in der perioperativen Phase, der Verbesserung der Informationserhebung, –weitergabe und –verarbeitung von pflegeprozessrelevanten Daten beim chirurgischen Patienten, der Verbesserung des Informationsflusses an den Schnittstellen Station – Operations-/Anästhesieabteilung sowie Operations-/Anästhesieabteilung – Aufwachraum – Station und der Stressreduktion beim operativen Patienten.

Kontinuität der geplanten Pflege

4.5   Literatur

Berufsbild: Altenpflegerin/Altenpfleger, Kinderkrankenschwester/Kinderkrankenpfleger, Krankenschwester/Krankenpfleger, Krankenpflegehelferin/Krankenpflegehelfer (1997): Deutscher Berufsverband für Pflegeberufe (Hrsg.), 5. Aufl., Frankfurt/Main.

Cavanagh, Stephen J. (1997): Pflege nach Orem. 2., verb. Aufl., Freiburg im Breisgau.

Craven, Ruth F./Hirnle, Constance J. (1992): Perioperative Nursing, Fundamentals of nursing. In: Human health and function, S. 464–496, Philadelphia.

Doenges, Marilynn E./Moorhouse, Mary Frances (1994): Pflegediagnosen und Maßnahmen. 2., erg. Aufl., Bern.

Fiechter, Verena/Meier, Martha (1992): Pflegeplanung: Eine Anleitung für die Praxis. 8. Aufl., Basel.

Heath, Jean/Law, Gladys M. (1986): Krankenpflege nach Maß: Krankenpflegeprozess – was ist das? Ein praktische Einführung. Senator für Gesundheit und Soziales (Hrsg.), Berlin.

Heering, Christian u. a. (1997): Pflegevisite und Partizipation. Berlin.

Hüfner, Klaus u. a. (1996): Prä-, intra- und postoperative Pflege: Lernzielkatalog für den Praktischen Unterricht – Teil 2. Frankfurt/Main.

Juchli, Liliane (1991): Krankenpflege: Praxis und Theorie der Gesundheitsförderung und Pflege Kranker. 6. überar. und erw. Aufl., Stuttgart.

Kolbe-Alberdi Vallejo, Christine (1994): Der pädagogische Aspekt des Pflegegespräches am Beispiel des präoperativen Pflegegespräches mit Patientinnen vor Hysterektomie. Unveröff. Belegarbeit im Fach Pädagogik im Rahmen des Diplomstudiengangs Krankenpflege an der Humboldt-Universität zu Berlin.

Kolbe-Alberdi Vallejo, Christine (1996): Pilotstudie zum Einfluss einer präoperativen Pflegevisite auf das physische Befinden von Patientinnen nach einem gynäkologischen Eingriff. Unveröff. Diplomarbeit am Institut für Medizin-/Pflegepädagogik und Pflegewissenschaft, Abt. Krankenpflege an der Humboldt-Universität zu Berlin.

Kolbe-Alberdi Vallejo, Christine (1997): Die präoperative Pflegevisite. In: Heilberufe 49, Heft 10, S. 17–19.

Kolbe-Alberdi Vallejo, Christine (1999): Der perioperative Pflegeprozess. In: Heilberufe 51, Heft 8, S. 10–11.

Krankenpflegegesetz mit Ausbildungs- und Prüfungsverordnung für die Berufe in der Krankenpflege: Textausgabe, 1. Aufl. 1991, Hagen.

Krohwinkel, Monika (1993): Der Pflegeprozess am Beispiel von Apoplexiekranken. Baden-Baden.

Lindeman, Carol A./Stetzer, Steven L. (1973): Effect of preoperative visits by operating room nurses. In: Nursing Research 22, S. 4–16.

Müthing, Margret u. a. (1998): Die präoperative Pflegevisite: Theorie und Praxis. In: Die Schwester/Der Pfleger 37, Heft 1, S. 13–17.

Tettenborn, Sabine u. a. (1997): Pflegeplanung in der Anästhesie. In: Heilberufe 49, Heft 10, S. 14–17.

Tolksdorf, Werner (1985): Der präoperative Stress, Berlin (Springer).

Tolksdorf, Werner et al. (1983): Das präoperative psychische Befinden – Zusammenhänge mit anästhesierelevanten psychophysiologischen Parametern, Anästhesie/Intensivtherapie/Notfallmedizin 18, S. 81–87.

5 Die Besonderheiten der Pflegevisite in Einrichtungen der Altenpflege

Jürgen Hollick

5.1 Allgemeines

Grundsätzlich gelten bei der Einführung und Aufrechterhaltung der Pflegevisite in der Altenpflege weitgehend dieselben Prinzipien wie in anderen Bereichen des Gesundheitswesens auch. Die Pflegevisite ist auf den gleichen Ebenen wirksam, allerdings vonseiten der Kostenträgerseite ausdrücklich als erwünschte Arbeitsmethode auf verschiedenen Ebenen benannt. In den Prüfungsrichtlinien des MDK (C.III.1.) wird die Pflegevisite folgendermaßen beschrieben:

Prinzipien

Wird die fachliche Überprüfung der Pflege durch Pflegefachkräfte in regelmäßigen Abständen gewährleistet und dokumentiert?

Die Verantwortung für den Pflegeprozess liegt immer bei einer Pflegefachkraft. Aus der Pflegedokumentation muss hervorgehen, welche Pflegefachkraft zu welchem Zeitpunkt für Pflegeanamnese, Pflegeplanung und Pflegeevaluation verantwortlich ist.

Es gibt verschiedene Möglichkeiten, die fachliche Überprüfung der Pflege zu gewährleisten (z. B. durch Pflegefachgespräche bzw. Pflegevisiten). Das Pflegefachgespräch bzw. die Pflegevisite wird als Besuch beim Pflegebedürftigen durchgeführt und dient u. a. der Erörterung des Befindens des Pflegebedürftigen, seiner individuellen Wünsche und seiner Zufriedenheit mit der Pflegeeinrichtung sowie der Erstellung, kontinuierlichen Bearbeitung und Kontrolle der Pflegeprozessplanung und -dokumentation. Gleichzeitig bildet sie eine Möglichkeit, die Qualität der Pflege zu beurteilen und zu optimieren. Die Pflegevisite ist ein personenzentriertes Planungs- und Bewertungsinstrument.

Es gibt zwei Formen der Pflegevisite:
- vorgesetzte Mitarbeiter führen die Pflegevisite durch (z. B. die verantwortliche Pflegefachkraft),
- eine kollegiale Pflegevisite durch in der Hierarchie gleichgestellte Pflegefachkräfte.

Übersicht 1:
Aus den Prüfungsrichtlinien des MDK

Will man pflegerisch angemessener vorgehen als dies die Prüfinstitutionen für die Altenpflege tun, wird man erkennen, dass die Situation sogar dreigeteilt zu betrachten ist. Zu beachten sind auch bei der Pflegevisite folgende Beziehungsebenen zwischen:

Beziehungsebenen

- Mitarbeitern und Bewohnern,
- Mitarbeiterteams auf Station und
- Mitarbeitern und Führungspersonen.

Bewohnerorientierung

Eine reine Mitarbeiterorientierung hat sich eher nicht bewährt, da dabei die Gefahr einer zu sehr am Formalen ausgerichteten Maßnahme besteht. Den Bewohner an die erste Stelle zu setzen, macht auch bei dieser einzelnen Maßnahme Sinn, denn tatsächlich gibt es nur einen einzigen Grund im Gesundheitswesen, Maßnahmen durchzuführen: Die Sicherstellung einer notwendigen Versorgung des Betroffenen. Um diese Priorität weiter zu verdeutlichen, soll auch in diesem Kapitel die Bewohnerorientierung an erste Stelle gesetzt werden. In weitem Umfang werden dabei die bisher für den Krankenhausbetrieb erarbeiteten Erkenntnisse auch im Bereich der Altenhilfe und ihren Institutionen umgesetzt werden können.

Die besondere fachliche und gesetzliche Lage macht es jedoch nötig, einige Spezifitäten herauszustreichen und zusätzlich zu behandeln. Nachstehend sollen diese Besonderheiten erläutert und in ihren Auswirkungen auf die Visite bearbeitet werden.

5.2   Ausgangssituation

Unterschiede zwischen Krankenhaus und Heimbetrieben

Die wesentlichen Unterschiede zwischen Krankenhaus- und Heimbetrieben werden vor allem an einigen strukturellen Merkmalen sichtbar. Insbesondere sind hier die veränderten und sich vermutlich weiter verändernden Bewohnerstrukturen, die stärker differenzierten Mitarbeiterstrukturen, die besonderen Anforderungen aufgrund der Wohnsituation und die besonderen Anforderungen durch die Aufsichtsbehörden und Gremien der Kostenträger zu berücksichtigen. Letztere sind weitaus intensiver und greifen stärker in den Betriebsablauf ein, als dies im Krankenhaus vorstellbar wäre. Diese Aspekte geben für die Pflegevisite eine Ausrichtung vor, wie sie im Krankenhausbereich eher nicht zu finden ist. Gleichzeitig werden einige dort vorhandene Problembereiche in Pflegeinstitutionen nur marginal bzw. überhaupt nicht auftreten.

5.2.1 Bewohnerstrukturen

Steigender Pflegebedarf

Obwohl sich die **Anzahl** der Menschen, die in Heimen leben, in den letzten Jahren nicht nennenswert verändert hat, ist der **bestehende Pflegebedarf** erheblich **gestiegen**. Der Grund hierfür ist in einer veränderten Zusammensetzung des Bewohnerklientels zu sehen. Einerseits ist eine deutliche Profilverschiebung der Pflegebedürftigkeit in

Richtung höherer Pflegestufen zu erkennen – wohl mit als Folge geänderter Finanzierungsregelungen durch die Pflegeversicherung versuchen alte Menschen und ihre Angehörigen vermehrt, den Zeitpunkt des Eintritts in eine Heimeinrichtung hinauszuzögern. So werden sie heute erst relativ spät einen Heimplatz antreten, nämlich dann, wenn eine erhebliche Pflegebedürftigkeit vorliegt und sie sich selbst oder auch mit Unterstützung von Angehörigen oder ambulanten Diensten nicht mehr helfen können. Gleichzeitig sind aufgrund der wirtschaftlichen Situation die Heimeinrichtungen auch daran interessiert, vor allem Bewohner mit einer höheren Pflegestufe aufzunehmen, da in diesem Fall die Pflegesätze höher sind. Der Bedarf der Heimbewohner an grundlegenden Hilfe- und Unterstützungsmaßnahmen hat also mit hoher Sicherheit zugenommen.

Darüber hinaus ist in diesem Zusammenhang aber auch eine Veränderung des **Erkrankungsspektrums** zu sehen. Die Bewohner mit erhöhter Pflegebedürftigkeit sind zusätzlich in erhöhtem Maße von Erkrankungen aller Art betroffen, d. h. sie sind **multimorbid**. Dies betrifft internistische Erkrankungen aller Art, aber auch chirurgische Einschränkungen als Folge von Unfällen oder langem Liegen. Dieses erhöhte Spektrum ist begleitet von einer verkürzten Frequenz, die Bewohner erkranken also auch öfter. Dadurch werden Pflegemaßnahmen erforderlich, die in hohem Maße von der spezifischen Erkrankung abhängig sind und alle medizinischen Fachgebiete umfassen. Die Breite der Pflegediagnosen nimmt spürbar zu, ebenso die Anforderungen an spezifischen Kompetenzen und Wissensbereichen der Pflegenden und deren Fähigkeit, sich schnell auf neue Anforderungen einstellen zu können.

Der Aspekt der Multimorbidität

Verschärft wird diese Situation durch die geänderten Vergütungsstrukturen in den Krankenhäusern. Diese sind aufgrund pauschalierter Honorare für die Behandlung vor allem im chirurgischen Bereich, mit Einführung der DRGs im gesamten Krankenhaus, daran interessiert, Patienten möglichst frühzeitig, dabei aber trotzdem möglichst sicher, wieder zu entlassen. Die Rückverlegung in Heimeinrichtungen kann durchaus rascher erfolgen als in die eigene Wohnung, weil dort unmittelbar Fachkräfte zu Weiterbehandlung zur Verfügung stehen. Auch wenn die Auswirkung der Änderungen der Vergütungsform noch nicht sicher beurteilt werden kann, besteht bei den Heimträgern die Befürchtung, dass die Einrichtungen sich auf rückverlegte Bewohner einstellen müssen, die sich in einem vergleichsweise aufwändig zu pflegenden körperlichen Zustand befinden. Es darf an dieser Stelle die Vermutung geäußert werden, dass die Furcht vor den Auswirkungen der DRGs bei den Pflegepersonen in Heimeinrichtungen übertrieben ist. Die Krankenhäuser werden durch die DRGs gezwungen, Patienten erst dann rückzuverlegen, wenn sichergestellt werden kann, dass der Heilungsprozess wunschgemäß verlaufen wird. Sie werden andernfalls automatisch in Regress genommen und die erneute Behandlung auf eigene Kosten übernehmen müssen. So-

Auswirkungen der DRGs auf Heimeinrichtungen

mit darf sogar eine verbesserte Situation im Vergleich zu den bisherigen Fallpauschalierungen erwartet werden.

Folgen

Die Folgen dieser Veränderungen sind augenfällig: Die Bewohner werden in zunehmendem Maße nicht nur höheren Unterstützungsbedarf im Lebensalltag aufweisen, sondern auch einen höheren Bedarf an oft sehr hoch spezialisierten Pflegemaßnahmen erforderlich machen. Sie werden regelmäßig Erkrankungen und Erkrankungsfolgen aufweisen, die alle existierenden medizinischen Fachgebiete umfassen. Dies betrifft die Versorgung von OP-Wunden und bestehenden Decubitalulzera, den Einsatz von Infusionen und stark wirksamen Medikamenten, die Schmerzbehandlung, pflegerisch-therapeutische Maßnahmen u.v.m. Dies tritt insbesondere dann ein, wenn die Bewohner aufgrund körperlicher Schwäche und reduziertem Allgemeinzustand verschiedene internistische Erkrankungen aufweisen, weitgehend bettlägrig sind und sich evtl. in einer Rekonvaleszenzphase befinden. Mangelnde Mobilität und geringe Abwehrkräfte sind zwei Aspekte, die in der Planung der Pflege eine hohe Priorität aufweisen, da sie in ihrer Folge zu zusätzlichen Erkrankungen führen können.

Besondere Probleme

So ist hier an die besonders problematische Situation zu denken, in der sich Bewohner befinden, wenn sie einen Krankenhausaufenthalt hinter sich haben. Die Rückverlegungen erfolgen in aller Regel in einem Zustand, der längst noch nicht als stabilisiert bezeichnet werden kann und sich bei weitem noch nicht an den Zustand vor der Krankenhauseinweisung angenähert hat. Neben der hohen Gefährdung durch die Bettlägerigkeit, also Dekubitus und Thrombose, sind auch möglicherweise im Krankenhaus erworbene Folgeerkrankungen zu berücksichtigen, insbesondere alle Arten von **Pneumonien** und **MRSA-Infektionen** (über letztere wird noch öfter zu sprechen sein). Die Heimbewohner müssen nicht selten oft nahezu ebenso umfassend wie Krankenhauspatienten betreut werden.

Bedeutung von Prophylaxen

Gleichzeitig besteht ein erheblich gewachsener Bedarf an **prophylaktischen Maßnahmen**. Menschen, die sich in Rekonvaleszenzphasen befinden, aber auch einfach nur wenig mobil und weitgehend bettlägerig sind, benötigen eine Pflege, die darauf ausgerichtet ist, sie vor den negativen Folgen dieser eingeschränkten Beweglichkeit zu schützen. Hier ist neben den üblichen prophylaktischen Maßnahmen vor allem auch an Infektionserkrankungen aller Art zu denken, die den durch Krankheit geschwächten Menschen eher treffen können, als einen, wenn auch alten, so doch gesunden.

Fazit

Neben den Pflegeaufgaben, die sich auf Fragen der Betreuung und Unterstützung beziehen, fallen also zusätzlich eine Reihe heilender und präventiver Maßnahmen an. Die Bewohner bedürfen in diesen Fällen einer in hohem Maße vereinheitlichten Pflege, da nur so relativ rasch ein Gesundungsprozess durchlaufen werden kann. Während im sozialen Umgang unterschiedliche Vorgehensweisen bei Pflegenden eher positiv und der Alltagsrealität entsprechend sind, führte dies bei der Pflege akuter Erkrankungen eher zu einer Verzögerung im Behandlungsverlauf.

5.2.2 Mitarbeiterstrukturen

Im Gegensatz zu den Pflegenden in Krankenhäusern sind Pflegende in Heimeinrichtungen weit weniger auf diese akuten Erkrankungen vorbereitet. Sie sind gemäß dem bisherigen Klientel intensiv auf die psychosoziale Seite der Betreuung, auf den Umgang mit Menschen hin sozialisiert, die Alltagsunterstützung benötigen, darüber hinaus Zuspruch und die Fähigkeit, den Heimbetrieb tatsächlich zu einem Heim für die dort erheblich länger als im Krankenhaus verweilenden Menschen zu gestalten. Die neuen Anforderungen erfordern dabei nicht nur andere, sondern vor allem **zusätzliche** Kompetenzen, da die bisherige Aufgabenstellungen des psychosozialen Bereichs trotz der Multimorbidität der Bewohner bestehen bleibt. Es gilt also, die bisherigen Kompetenzen zu erhalten, dabei aber zusätzliche zu erwerben und zum üblichen Standard werden zu lassen.

Problem

Dabei können nicht alle Mitarbeiter gleichermaßen belastet werden. Aufgrund der Fachkraftquote, die zwar als Untergrenze gedacht war, im Rahmen von Pflegesatzverhandlungen aber durchaus als Regelgrenze berücksichtigt wird, ist davon auszugehen, dass der Anteil hoch ausgebildeter Pflegepersonen im Heimbetrieb deutlich geringer ist als im Krankenhaus – und dies, obwohl im Krankenhaus durch die multiprofessionelle Besetzung noch eine ganze Reihe zusätzlicher Rückgriffsmöglichkeiten bestehen. Pflegende in Heimen werden also mit zunehmender Verschärfung der Aufgabenstellung zu rechnen haben, dafür aber bei der Verantwortungsübernahme auf sich alleine gestellt sein.

Qualifikationsniveau

5.2.3 Wohnsituation

Die Wohnsituation in Einrichtungen der Altenhilfe unterscheidet sich zur Krankenhaussituation genau in dem Punkt, dass sie versucht, auch unter erheblichen Belastungen, ein „Wohnen wie zuhause" zu simulieren. Dies beginnt mit der relativ engen Beziehung zwischen Mitarbeitern und Bewohnern und geht über dienstliche Strukturen wie ein Bezugspersonensystem bis hin zu baulichen und organisatorischen Maßnahmen. Unter dem Begriff des **Lebensweltkonzeptes** wird in den letzten Jahren in vielen Einrichtungen versucht, auch die letzten Jahre des alten Menschen in einer individuellen und angemessenen Wohnsituation zu gestalten. Dabei werden sowohl die sozialen Strukturen zwischen den Bewohnern einer extramuralen Wohn- und

Der Begriff des Lebensweltkonzeptes

Lebenswelt angeglichen als auch durch Organisation und Baulichkeit dazu die Grundlagen geschaffen. In der Praxis bedeutet das, dass die Bewohnergruppen möglichst in kleine Einheiten aufgeteilt werden, diesen eine wohnungsähnliche Umgebung geboten wird, ein Freizeitangebot vorliegt, das früheren Erfahrungen entspricht und eine strikt personenbezogene Arbeitsweise vorherrscht.

All diese Maßnahmen führen jedoch regelmäßig dazu, dass sich kleine Einheiten weitgehend verselbstständigen, nahezu im Sinne teilautonomer Arbeitsgruppen agieren. Sie erfordern also Maßnahmen, die eine neue Art der Verbindung zwischen den einzelnen Arbeitsgruppen bilden können.

5.2.4 Externe Anforderungen

Qualitätsprüfungen

Die Anforderungen an die Pflege in Heimbetrieben wird neben den tatsächlich vorliegenden Bedürfnissen der Bewohner auch durch externe Determinanten bestimmt, wie sie in Krankenhäusern normalerweise nicht vorkommen. Hier sind vor allem der MDK und die Aufsichtsbehörden der Kommunen zu nennen, die eine Qualitätsprüfung nach § 80 SGB XI vorzunehmen haben. In regelmäßigen Abständen werden diese die Leistungen einer Heimeinrichtung durch Prüfbesuche kontrollieren und nach vorgegebenen Kriterien eine Qualitätsbeurteilung abgeben. Da diese Beurteilungen für eine Einrichtung durchaus elementare Bedeutung haben können, ist eine abgestimmte Vorbereitung darauf zweckmäßig. Diese Vorbereitung hat nichts mit dem Vertuschen von Mängeln zu tun (das dürfte in aller Regel auch kaum mehrmals gelingen), sondern sichert die Pflege nach politisch gewollten Größenordnungen. Es macht daher durchaus Sinn, diese Prüfkriterien zu kennen und die Pflege daran auszurichten. Die Überprüfungen können dabei ebenso als qualitätssicherndes Hilfsmittel betrachtet werden, wie etwa Audits oder andere externe Beurteilungen, wie sie im Qualitätsmanagement vorgesehen sind.

5.3 Wirkungsebenen der Pflegevisite

Ziele der Pflegevisite

Vorstehende Beschreibung macht die Ursachen deutlich, weshalb sich die Heimbetriebe einer zunehmend schwierigeren Situation bei der Erfüllung ihrer Aufgaben ausgesetzt sehen müssen. Diese Entwicklung erfordert eine rasche Reaktion auf vielen unterschiedlichen Ebenen. Die Pflegevisite kann hierbei einen wichtigen Baustein darstellen. Ihre Ziele werden vom MDK wie folgt beschrieben:

Mit der Pflegevisite können u. a. folgende Ziele erreicht werden:

- Einbeziehung des Pflegebedürftigen und ggf. seiner Angehörigen im Sinne einer individuellen und personenzentrierten Pflege in die Planung und Bewertung der Pflege,
- Entscheidung des Pflegebedürftigen für oder gegen eine Maßnahme auf der Basis einer kompetenten Beratung durch die Pflegefachkraft,
- Steigerung der Zufriedenheit des Pflegebedürftigen und der Transparenz des Pflegeprozesses für alle Beteiligten,
- systematische Überprüfung der eigenen Arbeit der professionell Pflegenden und ggf. Anpassung der Pflegeziele und -maßnahmen,
- Optimierung der Arbeits- und Organisationsstrategien durch Auswertung der Visitenprotokolle, indem die ermittelten strukturellen, organisatorischen und personellen Qualitätsdefizite beseitigt werden,
- Ermittlung der Qualität der pflegerischen Leistung der einzelnen Mitarbeiter und positives oder negatives Feedback,
- regelmäßige Ermittlung der Pflegeintensität und Anpassung der Einsatzplanung.

Pflegevisiten sind unter der Voraussetzung einer umfassenden Pflegedokumentation ein geeignetes Mittel, die Erbringung der Pflege kontinuierlich nach der Methode des Pflegeprozesses zu gewährleisten. Sie sollten von Mitarbeitern mit fachlicher Kompetenz (Pflegefachkräfte mit umfassendem aktuellem Fachwissen) durchgeführt werden. Zusätzlich benötigen diese Mitarbeiter organisatorische sowie soziale Kompetenz.

Übersicht 2:
Aus den Prüfungsricht-
linien des MDK

Wenn auch die Vorgaben als Ziele meist Maßnahmen beschreiben und den formalen Anforderungen des Pflegeprozesses nicht gerecht werden, verdeutlichen sie doch, dass sie die Pflegevisite als ein geeignetes Instrument erachten, die wesentlichen pflegerischen Aufgabenstellungen verbessert zu erreichen.

Dabei ist festzuhalten, dass es natürlich nicht an der formellen Einführung einer einzigen Maßnahme liegen kann, ob ein Betrieb sachgerechte Leistung erbringt oder nicht. Auch wenn die Gesetzgebung bisweilen durch ihre stark detailbezogenen Kriterien den Eindruck erweckt, als wäre das Vorhandensein einzelner Maßnahmen oder Methoden Kennzeichen der Qualität von Pflegeleistungen: Pflegende wissen, dass das Ganze immer mehr ist als die Summe seiner Teile. Auch die Pflegevisite ist nur so wirksam, wie der dahinter stehende Geist, der letztlich den Qualitätslevel der Pflegeleistung bestimmt.

5.3.1 Bewohnerebene

Soziale Kompetenz und erkrankungsspezifische Fertigkeiten

Die Beschreibung der Bewohnerstrukturen macht es deutlich: Pflegende im Altenheim müssen sich auf eine Vielzahl unterschiedlicher Anforderungen einstellen. Sie können sich nicht länger auf abteilungsbezogenes Spezialwissen, also darauf verlassen, dass sich die Pflegediagnosen auf heimspezifische Problemstellungen begrenzen, sondern sie müssen damit rechnen, dass in schnellem Wechsel neben einer hohen **sozialen Kompetenz erkrankungsspezifische Fertigkeiten** gefragt sind. Dabei treten chirurgische Komplikationen ebenso regelmäßig auf wie internistische, ist Prävention ebenso gefragt wie die Behandlung.

Die Gefahr von Überforderungen, Pflegefehlern und Informationsmängeln ist dadurch nicht von der Hand zu weisen. Auch bei einem dichten Dokumentationsnetz ist die mündliche Übergabe unabdingbar, denn nur durch sie werden subjektive Einschätzungen und persönliche Erkenntnisse weiter gegeben werden können. Dies zusätzlich auch noch am Bett durchzuführen, erhöht die Übergabesicherheit erheblich. Nicht nur die subjektive Seite des Kollegen, sondern auch die sichtbare Verbindung zum Bewohner machen die Problemsituation und die dazu gehörigen Maßnahmen in nachvollziehbarer Weise deutlich. Die Dekubitusprophylaxe bei einer geröteten Stelle im Falle einer Bettlägrigkeit nach Krankenhausaufenthalt wird ganz konkret am Fall besprochen werden können. Die Dringlichkeit regelmäßigen Absaugens bei einem Bewohner, der bis vor kurzem Patient einer HNO-Station war, wird durch ein persönliches Gegenübertreten optimal dargestellt werden können.

Persönliche Aspekte

Gleichzeitig hat der Bewohner die Möglichkeit, seinerseits Wünsche und Fragen zu äußern, die allen Mitarbeitern der beiden übergebenden Schichten zu Kenntnis gelangen. Dies kann zu einer nachhaltigeren Berücksichtigung der Bewohneranliegen führen; zusätzlich wird dem Bewohner vermittelt, dass es einen Zeitpunkt am Tag gibt, an dem viele Pflegende ausschließlich für ihn da sind. Er spürt den Unterschied zum eher doch unpersönlichen Krankenhausbetrieb und kann atmosphärisch die geänderte Situation erfassen.

Die Vielschichtigkeit der Aufgabe macht es sinnvoll, die Vorgehensweise bei der Visite in diesem Zusammenhang vorzustrukturieren. Zu jedem Bewohner sind die aktuellen Besonderheiten zu nennen, die bisherigen Maßnahmen der Pflegeperson und evtl. Wirkungen, die bereits erzielt worden sind. Das Herausarbeiten medizinischer und pflegerischer Erfordernisse gerade bei diesem Bewohner führt zu einer sicheren und einheitlichen Durchführung notwendiger Maßnahmen. Spezielle Problemstellungen sind dabei in Augenschein zu nehmen, den Kollegen bietet die Bezugspflegeperson die Möglichkeit der Mitwirkung.

Soweit eine Verständigung mit dem Bewohner möglich ist, ist dieser selbstverständlich mit einzubeziehen und zu seiner Meinung zu befragen. Die Visite kann an dieser Stelle immer auch die Mitwirkung des Bewohners fokussieren, z. B. indem ihm die Bezugspflegeperson erläutert, auf welche Symptome er achten sollte oder welche Maßnahmen er selbst zu Linderung von Problemen vornehmen kann. Eine ganze Reihe von Erkrankungen machen eine Mitwirkung des Erkrankten erforderlich. Bei der bereits genannten MRSA-Infektion ist eine Einbeziehung des Betroffenen von höchster Bedeutung, kann sie doch den Verbreitungsgrad der Infektion durchaus zu reduzieren helfen, indem ihm Verhaltensmaßregeln – soweit er sie verstehen kann – erläutert werden. Vielleicht kann die eine oder andere Maßnahme auch materiell unterstützt werden, z. B. mit einem großen Schild an der betreffenden Zimmertür, das auf die Händedesinfektion hinweist.

Mitwirkung des Bewohners

Gleichzeitig erfahren alle Beteiligten, was dem Bewohner besonders am Herzen liegt. Anstehende Maßnahmen können mit seiner Zustimmung geplant, besondere Probleme aus seinen eigenen Aussagen erfahren werden. Das Zusammenwirken der Beteiligten der nächsten Schicht kann auf dieser Weise umfassend gefördert werden. Den Abschluss des Visitengesprächs kann eine Vorstellung der Aufgaben bis zur nächsten Visite bilden.

Somit wird sichergestellt, dass alle Beteiligten über die notwendigen Maßnahmen umfassend informiert sind, dass sie wissen, was im nächsten Arbeitszeitraum an nicht regulären Aufgaben anfällt, und haben die konkrete Situation in Augenschein genommen. Gerade letzteres ist regelmäßig nicht nur vom rein kognitiven Wissen der zuständigen Pflegepersonen abhängig, sondern auch von deren Verstehen der Bedeutungen in der Interaktion zwischen Pflegenden und Bewohnern. Dieses Verstehen von Bedeutungen ist ein für die Pflege besonderes Phänomen, das die reine Kenntnis von Fakten und Sachaspekten erheblich überschreitet. Es bezieht sich auf die persönliche Beziehung zwischen den beteiligten Menschen und macht Maßnahmen, die solche Beziehungen fördern können, notwendig. Die Pflegevisite könnte zu einer solchen Maßnahme ausgestaltet werden.

5.3.2 Mitarbeiterebene

Aus der Beschreibung der Mitarbeiterstrukturen ergibt sich ein weiterer Aspekt, der für eine Pflegevisite spricht. Wenn nicht alle am Bewohner tätigen Mitarbeiter einen identischen Ausbildungsstand aufweisen, kann die Visite dazu dienen, dieses Manko zu beheben. Offene Fragen werden beantwortet, Kollegen, die bestimmte Maßnahmen nicht kennen oder sich dabei nicht sicher sind, haben die Chance, sich in diesem Rahmen auf den aktuell notwendigen Stand zu bringen. Die Visite ist dabei zwar nicht geeignet, Ausbildungsmängel

Ausgleich der unterschiedlichen Qualifikationen

zu beheben, kann aber eine wichtige Ergänzung zum bestehenden Ausbildungswissen bieten. Gleichzeitig werden im Verlauf der Visite auch Aufgabenverteilungen nach dem Ausbildungsstand der Pflegenden vorgenommen. Dabei sollte darauf geachtet werden, dass Aufgaben ausbildungskonform vergeben werden und Hilfskräfte überprüft und in ihre Tätigkeiten eingewiesen werden. Dies ist davon abhängig, inwieweit diese patientenbezogene Aufgaben übernehmen (müssen).

In vielen Fällen bestehen auch unterschiedliche Auffassungen hinsichtlich der Pflege von Problemstellungen der Bewohner. In den meisten Fällen ist jedoch eine nicht gleichmäßige Pflege, d. h. eine Pflege, deren Ausführung von der jeweiligen Schichtbesetzung abhängt, meist problematischer als eine nicht ganz dem neuesten Stand entsprechende, aber dafür konstante Pflege. Außerdem darf nicht vergessen werden, dass bei der Besprechung schwieriger Pflegeprobleme das Zusammenwirken aller Beteiligter die Annäherung an ein optimales Ergebnis sehr wahrscheinlich wird.

> Beispiel:
> Um beim Beispiel der MRSA-Infektion zu bleiben: Die Infektion selbst ist kaum problematisch, wenn auf bestimmte grundlegende Verhaltensmaßregeln geachtet wird. Im Rahmen einer Visite werden die Mitarbeiter von zwei Schichten über die Vorgehensweise informiert, eine einheitliche Vorgehensweise wird gesichert. Durch den Verlauf der Visite, die das Zimmer des MRSA-Infizierten an den Schluss der Runde stellt, wird ein wichtiger Aspekt der Behandlung und Prophylaxe bereits modellhaft eingeübt. Auch Maßnahmen der Desinfektion und Verwendung von Schutzkleidung werden sowohl durchgeführt als auch besprochen, was zu maximaler Aufnahme ins die Rituale der Station führen kann. An Tätigkeiten, die man gemacht hat, erinnert man sich besser, als an die, welche man nur gesagt bekommen hat.

5.3.3 Wohnfeldebene

Problem

Sosehr eine lebensweltorientierte Wohnform mit einem stark personalisiertem Pflegesystem wünschenswert ist, sosehr muss auch auf einige daraus resultierende Probleme geachtet werden. Da diese Probleme im Wesentlichen durch angemessene organisatorische Maßnahmen vermieden werden können, seien dazu einige Hinweise gegeben.

Rolle der Bezugsperson

Jedes Bezugspersonensystem in der Pflege weist der einzelnen Bezugsperson weitgehende Autonomie in der Pflege ihres Bewohners zu. Die Bezugsperson ist für den Pflegeplan zuständig, stellt die eigentliche Kontaktstelle zwischen Bewohner und Station/Bereich/Wohngruppe her, kümmert sich um die Angehörigenarbeit und wird bei Krankenhausverlegungen mit der Überleitungsfachkraft zusammen arbeiten. Dies hat weitgehend Vorteile für den Bewohner, die an anderen Stellen vielfach besprochen wurden, es gibt auch momentan keine Alternative zu diesem System. Doch muss Klarheit darüber bestehen, dass darin auch Schwachstellen aufzufinden sind. Insbesondere die nicht mehr einheitliche Information aller Mitarbeiter über alle Bewohner ist eine dieser Schwachstellen. Die Gefahr, dass bei Abwesenheit der Bezugsperson die Pflege nur noch unvollständig oder nicht mehr im Sinne des Bewohners durchgeführt werden kann, ist groß. Mängel in der Informationsstruktur wirken sich in einem Bezugspersonensystem sehr tiefgehend aus. Dem sind angemessene Informationsstrukturen entgegenzusetzen, innerhalb dieser die Pflegevisite einen wichtigen Platz einnehmen kann. Grundsätzlich gilt für diese Informationsstrukturen, dass sie bewohnernah zu gestalten sind und situative Besonderheiten deutlich machen können. Sie müssen neben der reinen Faktenübermittlung behilflich sein, die Eigentümlichkeiten der jeweiligen konkreten Situation zu vermitteln.

Alle Mitarbeiter bekommen den Bewohner im Zusammenwirken mit seiner Bezugsperson vorgestellt, sie erleben die Kommunikation zwischen den beiden, die Art des Verhältnisses und wie sie miteinander umgehen. Gerade in der Altenpflege, wo die Beziehungen zwischen Mitarbeiter und Bewohner schon aufgrund der deutlich längeren Verweilzeiten erheblich intensiver gestaltet sind als im Krankenhaus, ist es von Bedeutung für die Pflegenden, die Atmosphäre zwischen den beiden Hauptbeteiligten mitzuerleben, um zu einer einheitlichen Pflege gelangen zu können. In der Pflegevisite wird diese Vorgabe optimal erreicht. Die Bezugsperson spricht mit dem Bewohner und den Kollegen, sie befragt den Bewohner über seine Wünsche und Vorstellungen, sie erklärt den Kollegen, wie und warum sie vorgehen will, erklärt dem Bewohner, wie sich die personelle Besetzung in der nächsten Zeit ändert und stellt die ablösende Schicht vor. Sie übernimmt die Steuerung durch die Pflegemaßnahmen für die Zeit ihrer Abwesenheit, soweit als möglich unter Einbezug des Bewohners.

Im Unterschied zu einer herkömmlichen Übergabe werden bei der Pflegevisite die Kollegen unmittelbar mit der Atmosphäre und der persönlichen Beziehung zwischen Bewohner und Bezugspflegeperson bekannt gemacht. Die Informationsübertragung geht so weit über die sachliche Datenlage hinaus und berücksichtigt, dass es sich bei den Beteiligten um Menschen handelt. Dem Menschen kann die reine Datenlage jedoch bei weitem nicht gerecht werden. Vielmehr haben die darüber hinausgehenden Informationen für die Pflegemaßnahmen eine große Bedeutung und sind zwingend weiterzugeben. Bei vielen Maßnahmen geht es nicht nur darum zu vermitteln dass, sondern vor allem auch wie und warum sie vollzogen werden. Die Art des Sprechens, die körperliche Kontaktaufnahme zum Bewohner, die Vorgehensweise bei speziellen Problemen – all das ist im Rahmen einer Pflegevisite am eindrücklichsten zu erleben.

Bauliche Voraussetzungen

Neben dem Bezugspersonensystem sind auch bauliche Voraussetzungen Grundlage lebensweltorientierter Arbeitsweisen. So wie Stationen in kleinere Einheiten von ca. acht Bewohner aufgeteilt sind, werden diesen Bewohnern eigene Lebensräume zugeordnet. Das bedeutet z. B., dass kleine Kücheneinheiten vorgehalten werden, in denen die Bewohner sich zu jeder Zeit zum Kaffeetrinken treffen oder aber auch gemeinsam die Mahlzeiten einnehmen können. Diese werden sie zusammen mit einer Pflegeperson für die Kleingruppe auch vorbereiten. Es ist leicht verständlich, dass diese Organisationsform zusätzlich ein Auseinanderdriften der Station verursachen kann. Ähnlich wie bei so genannten teilautonomen Arbeitsgruppen wird einerseits die Leistungserbringung personalisiert, ein stärkerer Bezug zur Leistung entsteht und die Motivation nimmt zu. Diesen Vorteilen steht als Nachteil gegenüber, dass die Abstimmung zwischen den einzelnen Bereichen des Unternehmens, in diesem Fall der Station, schwieriger wird. Die Pflegevisite kann dieses Problem vermindern, da einmal am Tag ein gegenseitiger Besuch der einzelnen Gruppen stattfindet. Nicht nur die Daten einzelner Bewohner werden besprochen, sondern auch Entwicklungen und Überlegungen, die gruppenumfassend sind. Dieser Austausch ist der Garant für Entwicklungen, die innerhalb der Station selbst entstehen und alle Kleingruppen umfassen müssen. Die Nähe der Pflegevisite an den konkreten Fragestellungen der pflegenden Praxis macht diese zu einem idealen Instrument dieser Zusammenführungsarbeit.

5.3.4 Extern determinierte Ebene

MDK und Aufsichtsbehörden

Die Überprüfung der Heimeinrichtungen durch den MDK oder Aufsichtsbehörden verläuft nach relativ genauen Richtlinien, d. h. die Prüfer beurteilen nach eindeutigen und vorab festgelegten Kriterien. Diese Kriterien richten sich nach den Empfehlungen der Aufsichtsbehörden und verlangen eine regelmäßige Überprüfung und Dokumentation der Pflegeleistung durch Pflegefachkräfte z. B. im Rahmen einer Pflegevisite (vgl. Prüfbogen, C. III. 1.). Auch wenn in diesen Unterlagen der Behörden einige pflegefachliche Fehler vorliegen (z. B. wird weiterhin der sachlich falsche Begriff „Grundpflege" verwandt), so wird doch klar, dass die Prüfbehörden durchaus Überlegungen in Bezug auf mögliche Qualitätssicherungsmaßnahmen angestellt haben. Die dort vorgegebene Zielsetzung entspricht weitgehend dem, was auch in diesem Buch zusammenfassend dargestellt wird.

> Möglichst sollte die verantwortliche Pflegefachkraft selbst oder andere speziell für diese Aufgabe qualifizierte Mitarbeiter diese Aufgabe übernehmen. Die Pflegekraft, die die Pflege durchführt, sollte bei der Pflegevisite anwesend sein und unter Einbeziehung

des Pflegebedürftigen die Pflegesituation vorstellen und ggf. Pflegemaßnahmen durchführen (. . .).

(. . .) Die bei der Pflegevisite gewonnenen Informationen müssen dokumentiert werden. Anhand dieser Dokumentation erhält die Pflegeeinrichtung einen Vergleichsmaßstab für spätere Pflegevisiten. Sofern sich aus der Pflegevisite relevante Änderungen in der Pflegeprozessplanung ergeben oder sonstige relevante Informationen erhoben wurden, müssen diese Veränderungen in protokollierten Dienstbesprechungen thematisiert werden.

Übersicht 3:
Aus den Prüfungsrichtlinien des MDK

Diese Vorgaben der Aufsichtsbehörden machen deren zentrales Interesse deutlich. Sie fokussieren im Wesentlichen die Pflegevisite aus einer formalen, hierarchischen Perspektive, indem sie die Aspekte der Überprüfung von Arbeitsabläufen nachgeordneter Mitarbeiter durch verantwortliche Fachpersonen vorgeben.
Gleichzeitig aber beschreiben sie auch die besonders zu beachtenden Merkmale, an denen sie glauben, qualitativ hochwertige Pflege festmachen zu können. Inwieweit dies anhand der Richtlinien gelungen ist, kann an dieser Stelle nicht diskutiert werden. Klar jedoch wird die Aufgabenstellung für die Führungspersonen schon anhand der durch die Prüfbehörden geforderten Merkmale.

Die Aufgabe der die Pflegevisite durchführenden Pflegefachkraft besteht u. a. darin, zu überprüfen,

- ob der Pflegebedürftige mit dem Pflegedienst und den Leistungen des/der Mitarbeiter zufrieden ist,
- ob alle angemessenen Pflegemaßnahmen geplant sind und/oder fachgerecht durchgeführt werden,
- ob die Wünsche des Pflegebedürftigen hierbei berücksichtigt werden,
- ob aktivierende, personenorientierte Pflege stattfindet,
- ob die Wirkung der Grundpflege den Erwartungen entspricht,
- ob Pflegeprobleme beseitigt werden bzw. neue Pflegeprobleme hinzugekommen sind und die Planung angepasst werden muss,
- ob alle Informationen entsprechend dokumentiert werden,
- ob Hilfskräfte, die an der Grundpflege beteiligt sind, angemessen auf Probleme reagieren und die Informationen weiterleiten,
- ob der Grad der Hilfsbedürftigkeit in Abständen kontrolliert wird,
- ob die Vernetzung der Beteiligten sinnvoll gestaltet ist und
- ob der Betroffene Mitsprache im Pflegeprozess bekommt.

Übersicht 4:
Aus den Prüfungsrichtlinien des MDK

Daher ist an dieser Stelle abschließend die **Führungsebene** der Pflegevisite im Heimbereich anzusprechen, die sich auf einen ersten Blick gar nicht so sehr von den bisher aufgeführten Aspekten unterscheidet.

Dies hat seinen Grund vor allem darin, dass die leitenden Pflegepersonen im Heimbereich sehr oft ausgesprochen nahe mit Mitarbeitern und Bewohnern arbeiten – weitaus näher, als dies im Krankenhausbereich der Fall sein mag.

Hilfsmittel

Ein Hilfsmittel hierfür kann eine standardisierte Auflistung der MDK-Anforderungen sein, wobei es anzumerken gilt, dass die reine Überprüfungsaufgabe mit modernen Vorstellungen von Personalführung kaum deckungsgleich sein dürfte. Danach kann das Vorgehen bei einer führungsorientierten Pflegevisite gestaltet sein. Die in den Richtlinien empfohlenen Bereiche abzuarbeiten kann sicherstellen, dass genau diejenigen Problembereiche beachtet werden, die im Falle einer Prüfung relevant sind. Ansonsten ist Führung weitaus umfassender und gerade in der Heimsituation mit oft schwierigen personellen Strukturen eine wichtige Aufgabe.

Gemäß der jeweiligen Situation kann es hilfreich sein, für die einzelnen Problembereiche Kriterien zu erarbeiten, wie die Qualität dieser Kriterien gemessen werden kann. Dies mag in bestimmten Bereichen nicht leicht fallen. So ist die Bewohnerzufriedenheit ein so komplexes Phänomen, dass eine messbare Überprüfung nahezu unmöglich sein dürfte, ebenso die Frage, was Zufriedenheit überhaupt bedeuten könnte. Dies kann nur durch regelmäßige und unstrukturiert-persönliche Kommunikation zutreffend eruiert werden.

Leichter hingegen gestaltet sich die Erhebung der Übereinstimmung von Übergabeprotokollen und Pflegeplanungen, Planungsvorgaben und Durchführungsnachweisen oder die Beteiligung der Bewohner an der **Pflegeplanung.** Gerade letzteres kann ein geeigneter Indikator für bewohnerorientierte Arbeit sein. Dabei ist sinnvollerweise der Bewohner selbst zu befragen, inwieweit er weiß, dass eine Pflegeplanung für ihn existiert oder welchen Inhalt diese hat. Nicht ausreichend ist dabei der Rückgriff auf Dokumentationsunterlagen. Die Konsistenz einer Pflegeplanung ist nur mit dem Bewohner zu erheben, so wie die Planung nur mit dem Bewohner zusammen erfolgen kann.

Ebenfalls ist die Einhaltung von terminlichen Vorgaben zu überprüfen. Wenn bestimmte Rhythmen für Maßnahmen, z. B. Kontrolle der Pflegebedürftigkeit, vorgesehen sind, wird die Führungsperson akribisch auf die Einhaltung dieser Rhythmen achten. Das mag anfänglich nicht immer auf Gegenliebe bei den Mitarbeitern stoßen, nach einiger Zeit wird diese Maßnahme jedoch zur Gewohnheit werden und mit großer Selbstverständlichkeit durchgeführt werden.

Anordnungs- und Organisationsverantwortung

Die Aufgabe der Führungsperson gegenüber den Hilfskräften ist von Verantwortlichkeit geprägt. Vorgesetzte treffen sowohl Anordnungs- als auch Organisationsverantwortung umso mehr, je weniger Ausbildung und Fähigkeit zur Übernahme eigener Verantwortung bei einem Mitarbeiter vorliegt. Bei der Besprechung anstehender Maßnahmen insbesondere im Verlauf einer Pflegevisite können sich Vorgesetzte darüber vergewissern, inwieweit Hilfspersonen oder Mitarbeiter mit unzureichendem Ausbildungsstand angemessen eingesetzt werden.

Auch Informationsmängel und Fehlinformationen können an dieser Stelle ideal eruiert werden.

Es empfiehlt sich, dahingehend genau nachzufragen und auch die Hilfspersonen in das Visitengespräch mit einzubeziehen. Dabei wird deutlich, welche Aufgaben sie regelmäßig übernehmen und ob sie informiert sind, wenn es bei einem Bewohner Besonderheiten zu beachten gibt, die auch in deren Arbeitsbereich liegen. Die Vorgehensweise bei Bewohnern mit einer MRSA-Infektion mag hierfür ein gutes Beispiel sein. Jeder Mitarbeiter der Station muss – unabhängig von seinem Qualifikationsgrad – über die notwendigen Maßnahmen zum Umgang mit der Infektion Bescheid wissen. Die Führungsperson sollte sich genau erkundigen, ob die Hilfskraft über die notwendigen Kenntnisse verfügt und entsprechend danach handeln.

Ansonsten ist es empfehlenswert, die Hinweise für die Einführung einer Pflegevisite (siehe Kapitel 6) zu beachten. Wenn dabei konsequent berücksichtigt wird, dass nicht eine einzelne Maßnahme, wohl aber ein Bündel von komplex aufeinander abgestimmten Aktivitäten die Qualität der Pflege maximal sicherstellen kann, wird die Pflegevisite diejenige Rolle in der Stationsstruktur einnehmen, die ihr sinnvollerweise zusteht.

Weitere Aspekte

6 Einführung der Dienstübergabe am Krankenbett

Sabine Frank

6.1 Ist-Analyse

Die Station B 4 befindet sich an einem überregionalen Zweckver-   Station
bandskrankenhaus der III. Versorgungsstufe. Sie ist eine unfallchirur-
gische Station mit 22 Planbetten. Sie besteht aus acht Zweibettzim-
mern, vier Appartements und einem Überwachungszimmer mit zwei
Monitorplätzen. Es werden hauptsächlich Privatpatienten aufgenommen. Ein Großteil der Patienten, kommt zur geplanten Knie- und
Hüftgelenkimplantation. Zudem werden Patienten mit Unfall-,
Sport-, Schulterverletzungen sowie Arthroskopien stationär betreut.

Im Rahmen des Stationsablaufes und der Qualitätssicherung fallen   Übergabe
drei Übergabetermine an.
Die erste Übergabe erfolgt vom Nachtdienst an den Frühdienst (6.00
Uhr – 6.25 Uhr). Die Mittagsübergabe beginnt um 13.00 Uhr und
endet in der Regel um 13.50 Uhr. Um 20.25 Uhr beginnt die Übergabe
vom Spätdienst an den Nachtdienst, diese ist um 20.50 Uhr beendet.
Die Übergaben finden alle in der Stationsküche hinter verschlossenen
Türen statt. Sie werden mithilfe des Dokumentationssystems in
mündlicher und schriftlicher Form durchgeführt. Es nehmen die exa-
minierten Krankenpflegekräfte, Krankenpflegeschüler, FSJ/FOS-
Praktikanten sowie Zivildienstleistende teil.

Für jeden Patienten werden folgende Punkte besprochen:

* Kurzanamnese und Patientendaten (Alter, Geschlecht),
* Krankengeschichte, Diagnosen und Akutzustand,
* Pflegeanamnese, gegliedert nach den ATLs (Aktivitäten des tägli-
  chen Lebens),
* Termine für noch anstehende Untersuchungen.

6.2 Gründe für die Übergabe am Krankenbett

Leider verlaufen diese Übergaben nie ohne Störungen. Dauernd klin-
gelt das Telefon, Patienten müssen in den OP gebracht bzw. von dort
oder vom Aufwachraum abgeholt werden. Ärzte betreten die Stationsküche und wollen Informationen über die Patienten. Besucher

erkundigen sich nach ihren Angehörigen. Privatgespräche der Kollegen stören die Konzentration und erzeugen einen erhöhten Geräuschpegel. Das Läuten der Patientenrufanlage sowie ein- und ausgehende Kollegen erzeugen eine unangenehme Unruhe.

Aufgrund der positiven Erfahrungen im Bereich der Übergabe am Krankenbett auf einer anderen Station wurde in Absprache mit der Abteilungspflegedienstleitung und der Stationsleitung dieses Projekt auf der Station B 4 geplant und eingeführt.

Dieses Vorhaben wurde von den Verantwortlichen mit Zustimmung aufgenommen. Die Problembeschreibung entsprach ihrer Wahrnehmung, und die Hoffnung auf eine inhaltliche und strukturelle Verbesserung war allgemein vorherrschend.

6.3 Konzept Übergabe am Krankenbett

> Definition:
> Die **Patientenübergabe am Bett** ist eine Form der Informationsweiterleitung aller den Patienten betreffenden Informationen zwischen den Pflegepersonen des Früh- und Spätdiensts. Die patientenorientierte Bereichspflege macht diese Form der Informationsweitergabe, an der die Pflegeperson des Frühdiensts, die des Spätdiensts und der Patient beteiligt sind, möglich. Die Integration des Patienten in dieser Situation ist das besondere Merkmal der **Patientenübergabe am Bett.**
>
> Der Patient wird über alle ihn betreffenden Maßnahmen informiert und soll idealerweise in seinen Pflegeprozess integriert werden. Er hat die Möglichkeit, seine Wünsche, Bedürfnisse und Probleme auf direktem Weg den zuständigen Pflegepersonen mitzuteilen. Mit der **Patientenübergabe am Bett** entsteht für den Patienten Transparenz im Zuständigkeits- und Verantwortungsbereich der Pflegenden.

Damit eine Übergabe am Krankenbett durchgeführt werden kann, müssen folgende Voraussetzungen erfüllt sein:

> • Einverständnis der PDL (belegt durch schriftlichen Antrag),
> • Einverständnis des Patienten (auf dem Stammblatt, zu erfragen bei der Patientenanamnese),
> • Bereichspflege (Zimmer waren unter den Pflegenden nach Verantwortungsbereichen aufgeteilt, der Verantwortungsgrad wurde in dieser Erhebung nicht berücksichtigt),
> • theoretische Grundkenntnisse der Mitarbeiter,

- exakt und vollständig geführtes Dokumentationssystem,
- motivierte und engagierte Mitarbeiter,
- eventueller Erfahrungsaustausch mit anderen Stationen.

Die Pflege hat eine intensivere Ausrichtung auf die einzelnen Patienten erreicht, Übergaben finden ungestört und im Beisein des Patienten statt. Die Pflege wird dabei eine bessere Berücksichtigung ihrer Arbeit durch die Patienten und andere Berufsgruppen erfahren. Patienten werden aktiv in die Pflege miteinbezogen.   Ziel

6.4   Ablauf der Übergabe am Krankenbett

Allgemeine Anforderungen:

- Die Übergabe findet mittags zwischen 13.00 Uhr und 13.50 Uhr statt.

- Es nehmen alle Mitarbeiter des Spätdiensts teil.

- Vom Frühdienst nehmen jeweils jene Mitarbeiter teil, die im vorderen bzw. hinteren Bereich die Patienten betreut haben.

- Die Mitarbeiter des anderen Bereichs übernehmen unterdessen Telefonanrufe, Arztanfragen, Besucheranfragen, Patientenglocken usw.

- Vor Beginn der Übergabe wird die zuständige Pflegeperson für den vorderen bzw. hinteren Bereich eingeteilt.

- Die Dokumentationsunterlagen werden in die Patientenzimmer mitgenommen.

- Das Anwesenheitslicht bleibt aus, um Störungen von außen zu vermeiden.

- Die Pflegenden wenden sich dem Patienten zu, wobei sämtliche Übergabeteilnehmer mittig auf einer Seite des Bettes stehen. Dadurch wird die Distanz zum Patienten verringert, und er hat die Möglichkeit, alle Teilnehmer ohne größere Anstrengung sofort zu sehen (Schlenker-Ferth 1998).

- Begrüßung des Patienten mit Namen.

- Vorstellung des Patienten durch die zuständige Pflegeperson.

- Befragung des Patienten nach seinem Befinden und Allgemeinzustand.

- Beachtung von Reaktionen und eventuell Entwicklungen im Verhalten oder Bewusstsein.

Bei Neuaufnahmen bzw. der Pflegeperson noch nicht bekannten Patienten sind zu nennen:

- Name und Alter,
- Diagnosen des Patienten,
- wichtige Zusatzerkrankungen/Besonderheiten (z. B. dialysepflichtig),
- bereits stattgefundene Untersuchungen,
- am Nachmittag noch ausstehende Untersuchungen und OPs,
- bei welchen Aktivitäten des täglichen Lebens benötigt der Patient Hilfe und in welchem Umfang,
- Pflegeprobleme, Ressourcen des Patienten (Ziele und Maßnahmen),
- wichtige Informationen vom Patienten an das Pflegepersonal (z. B. wünscht kein Telefon),
- welche Wünsche, Anliegen und Vorstellungen hat der Patient noch an die Pflegenden.

Bei postoperativen Patienten werden Aussagen gemacht über:

- OP-Zeitpunkt,
- Art des Eingriffs,
- OP-Verlauf,
- postoperativer Tag,
- Wundbeschreibung/Verbandwechsel,
- Dauer der Bettruhe, Mobilität,
- Bewegungseinschränkungen (z. B. Drainagen),
- Schmerzen bzw. Wirkung des Schmerzmittels erfragen,
- Infusionen, Verband und Drainagen werden gezeigt und kontrolliert,
- allgemeines Befinden und Entwicklung des Zustands.

Nach Beendigung der Übergabe verabschiedet sich der Frühdienst vom Patienten. Durch diese persönliche Verabschiedung wird der menschliche Kontakt zwischen den beiden Beteiligten am Pflegeprozess gefördert. Die Benennung mit Namen und Auskünfte über die Dienstzeiten der nächsten Tage kann diesen Kontakt weiter intensivieren.

6.4.1 Wichtige Richtlinien bei der Patientenübergabe am Krankenbett

Merke:

- Blickkontakt zum Patienten herstellen.

- Patienten direkt mit Namen ansprechen.

- Keine Fachsprache verwenden.

- Deutlich sprechen, bei schwerhörigen Patienten auf die richtige Lautstärke achten.

- Durch Rückfragen überprüfen, ob alles Gesagte vom Patienten auch verstanden wurde.

- Dem Patienten die Möglichkeit geben, sein aktuelles Befinden (z. B. Schmerzen und Wirkung des Analgetikums) mitzuteilen.

- Übergabe immer an den gegenwärtigen Zustand des Patienten anpassen (z. B. bei stark ruhebedürftigen Patienten nur eine kurze Informationsweitergabe).

- Schlafende Patienten müssen nicht geweckt werden, es sei denn medizinische Gründe erfordern dies (z. B. bei Commotio cerebri-Überwachung).

- Angehörige können, das Patienteneinverständnis vorausgesetzt, bei der Informationsweitergabe dabei sein. Allerdings werden die Kriterien dazu eng ausgelegt.

- Im Mehrbettzimmer werden die Angehörigen bei der Übergabe der Mitpatienten gebeten, das Zimmer zu verlassen.

- Übergabe vor leeren Betten findet nicht statt, da Patienten nicht aktiv am Informationsaustausch beteiligt sind.

- Informationen über Patienten, die nicht im Zimmer angetroffen wurden, werden anschließend an die Übergabe am Krankenbett im Stationszimmer bei geschlossener Tür weitergegeben.

- Über Diagnosen, die dem Patienten nicht bekannt sind, wird nicht im Patientenzimmer gesprochen, auch hier erfolgt die Information im Stationszimmer.

6.4.2 Vorteile

Für das Pflegepersonal

Vorteile für die Pflegenden

- Objektive und sachliche Weitergabe von Informationen.
- Übergabe verläuft störungsfreier, ruhiger und konzentrierter.
- Bessere Wahrnehmung des aktuellen Patientenzustands durch sehen, hören, riechen und tasten.
- Verbesserung der Kommunikation zwischen Patient und Pflegepersonal.
- Fragen können direkt an den Patienten gerichtet werden, z. B. bzgl. der Wirkung eines Analgetikums.
- Qualitätskontrolle findet statt (Feedback). Am Ende der Schicht wird die geleistete Arbeit präsentiert und reflektiert.
- Erhöhung des Verantwortungsgefühls und der Arbeitszufriedenheit.
- Abgrenzung des pflegerischen vom medizinischen Bereich.
- Wichtige kommunikative Lernsituation für Krankenpflegeschüler.

(aus: Schlenker-Ferth 1998)

Für den Patienten

Vorteile für die Patienten

- Der Patient fühlt sich aktiv in die Übergabe mit einbezogen (er kann Fragen stellen und sein Befinden mitteilen).
- Die jeweiligen Bezugspersonen der nächsten Schicht sind dem Patienten bekannt.
- Die Pflege wird für den Patienten transparenter.
- Der Heilungsprozess wird zu einer gemeinsamen Sache von Pflegepersonal und Patient.
- Die Angehörigen werden eventuell miteinbezogen und können auch Fragen stellen (Achtung: Schweigepflicht).
- Der Patient wird über Pflegeprobleme, Ziele und Maßnahmen informiert.

(aus: Schlenker-Ferth 1998)

6.4.3 Nachteile

- Die Pflegenden stehen während der gesamten Übergabe (ca. 45 Minuten).
- Die Pflegenden müssen sich genau überlegen, was sie während der Übergabe sagen (dies kann allerdings auch sehr positiv sein).
- Die Einbeziehung des Patienten kann zu einer Deprofessionalisierung führen.
- Die Struktur der Bereichspflege wird etwas aufgeweicht.

6.4.4 Rechtliche Aspekte

Von vielen Seiten wird der Einwand gemacht, bei der Übergabe am Patientenbett werde die Schweigepflicht verletzt. Dies ist jedoch nicht der Fall.

Hinweis:
- Die Patienten erteilen ihr Einverständnis bei der Pflegeanamnese schriftlich.
- Die Besucher der Mitpatienten müssen das Zimmer verlassen.
- Eine von Christine Schlenker-Ferth mittels Fragebogen durchgeführte Befragung ergab, dass der Patient mit dem Bettnachbarn während des Aufenthalts über private, familiäre sowie krankheitsbezogene Dinge rede und kaum Geheimnisse habe (Schlenker-Ferth 1998).

6.5 Projektverlauf

Es war mir ein großes Bedürfnis, bei meinem Wechsel von der Station A 2 auf die Station B 4 auch dort die Übergabe am Krankenbett einzuführen, die ich auf meiner ehemaligen Station als herausragendes Mittel zur Verbesserung der Kommunikation zwischen Pflegekräften und Patienten sowie zur Erhöhung des Verantwortungsgefühls und der Arbeitszufriedenheit kennen lernte.

Steigerung der Kommunikationsfähigkeit

Einführung des Projekts

Die erste Information zu meinem Projekt erhielten die Mitarbeiter der Station B 4 bei einer Teambesprechung am 14. 12. 2000. Die Reaktionen waren zumeist positiv. Die Mitarbeiter, die skeptisch waren, lud ich zu einer Patientenübergabe am Krankenbett auf die Station A 2 ein.

Den Antrag auf Bewilligung meines Projekts leitete ich am 7. 1. 2001 an die Abteilungspflegedienstleitung weiter. An diesem Tag informierte ich auch den Chefarzt der Abteilung schriftlich und mündlich. Von ihm bekam ich sofort eine positive Resonanz sowie die Zusage, die Durchführung meines Projekts zu unterstützen.

Bei der Teambesprechung am 18. 1. 2001 erfolgte die Vorstellung des Konzepts zur Übergabe am Krankenbett. Jeder Mitarbeiter erhielt eine Kopie, um sich mit dem Konzept in Ruhe auseinander setzen zu können. Ich bat um eventuelle Verbesserungsvorschläge. Da es keine gab, wurde vereinbart, dass am Montag, dem 29. 1. 2001 mit der Übergabe am Krankenbett begonnen wird.

Verlauf

In der Woche vom 29. 1. 2001 bis 2. 2. 2001 plante ich für mich den Frühdienst ein, um für Nachfragen zur Verfügung zu stehen. Bis zum 29. 1. 2001 hatten zwei Kolleginnen festgestellt, ob alle zurzeit auf der Station befindlichen Patienten ihre Zustimmung zur Übergabe am Krankenbett gegeben hatten. Eine entsprechende Spalte findet sich auf dem Stammblatt, das bei der Aufnahme eines Patienten mit ihm ausgefüllt und besprochen wird.

Positive Reaktion bei Patienten und Pflegenden

Am 29. 1. 2001 begannen wir mittags mit der Übergabe am Krankenbett nach den besprochenen Richtlinien. Die Rückmeldung der Patienten war vom ersten Tag an positiv. Sie empfanden es als sehr angenehm, zu ihrem Befinden selbst Stellung nehmen zu können. Auch die Mitarbeiter waren begeistert. Die Beziehung zu den betreuenden Patienten wurde wesentlich verbessert. Ebenso zeigte es sich, dass durch die Tatsache, die Patienten vor Augen zu haben, wichtige Veränderungen am Patientenzustand nicht vergessen wurden.

Schon zwei Wochen nach dem Projektstart konnte sich kein Mitarbeiter eine Mittagsübergabe in der Stationsküche mehr vorstellen. Auch die Befürchtung, die Übergabe am Krankenbett würde die Übergabezeit deutlich verlängern, war unbegründet. Die organisatorischen Aufgaben wurden weiterhin bei einer Tasse Kaffee in der Stationsküche besprochen. Auch hier konnte der zeitliche Rahmen meistens eingehalten werden.

Verbesserungsvorschläge

Sechs Wochen nach dem Projektstart fand unsere regelmäßige Teambesprechung statt. Dieses Treffen aller Pflegekräfte der Station wurde für eine abschließende Beurteilung des Projekts genutzt. Jeder Mitarbeiter wurde einzeln aufgefordert, Vor- und Nachteile bzw. Kritikpunkte oder Verbesserungsvorschläge zu benennen. Die Resonanz war immer noch sehr positiv. Eine Mitarbeiterin regte an, vermehrt darauf zu achten, sich im Halbkreis vor jedem Patientenbett aufzustellen und nicht in der Nähe der Tür stehen zu bleiben. Zudem müssten manche Kollegen den Patienten noch mehr in das Übergabegespräch mit einbeziehen. Am Ende der Teambesprechung wurde festgelegt, dass die Übergabe am Patientenbett ein fester Bestandteil der täglichen Arbeit bleiben sollte. Einige Änderungen im Tagesablauf sind geplant, um den Patienten eine möglichst ungestörte Mittagsruhe zu gewährleisten.

	Dezember	Januar	Februar	März
Erstinformation der Station	■			
Antrag Projekt-arbeit		■		
Konzept-erstellung		■■		
Vorstellung des Konzepts		■		
Probelauf des Projekts			■■■■■■■■ ■■■	
Abschluss-besprechung				■

Tab. 1:
Zeitplanung Projektarbeit

6.6 Beurteilung des Projekts

Sowohl von den Mitarbeitern als auch den Patienten wird die Übergabe am Krankenbett sehr positiv beurteilt. Einzelne Mitarbeiter haben manchmal Schwierigkeiten, Probleme der Patienten richtig zu formulieren. Daran muss auch in Zukunft gearbeitet werden.
Auf jeden Fall wird die Übergabe am Krankenbett eine feste Einrichtung bleiben. Diese Art der Übergabe macht die Arbeit der Pflegenden und deren Wissen für die Patienten transparenter und führt dadurch zu einer Aufwertung des Berufsbilds.

Transparenz und
Qualitätssteigerung

6.7 Literatur

Schlenker-Ferth, Christine (1998): Pflegethema: Übergabe mit dem Patienten. Thieme Verlag

7 Psychosoziale Aspekte zur Pflegevisite

Andrea Kerres

Im Rahmen der Professionalisierung der Pflege und der Entwicklung eines beruflichen Selbstverständnisses findet man in der Fachpresse immer häufiger das Beispiel der Pflegevisite als Element der Pflegeplanung im Rahmen der Qualitätssicherung. Die Pflegevisite entsteht dabei mancher Orts als „Gegenstück" zur medizinischen Visite – oftmals unbewusst nach dem Motto „Das wollen wir auch haben". Auffallend ist, dass es eine Vielzahl (siehe Übersicht) von Definitionen zu dem Begriff gibt (vgl. u. a. Uhde 1996; Galler 1996; Fischer 1997; Bleses 1998).

Hintergrund

7.1 Definitionsvorschläge zum Thema Pflegevisite

Tab. 1: Definitionsvorschläge

Pflegevisiten sind der regelmäßige Besuch bei den Patienten mit Gesprächen über ihren Pflegeverlauf (Uhde 1996).	Pflegevisite ist (Ergänzung der Verf.) die Übergabe der Patienten von Schicht zu Schicht durch eine examinierte Pflegekraft, für andere die Übergabe aller Patienten durch alle Pflegekräfte der Station im jeweiligen Patientenzimmer, für wieder andere der „Besuch" einzelner Patienten durch die Stationsleitung und/oder die Pflegedienstleitung (Mogendorf 1998).	Die Pflegevisite, die der MDK in seiner Anleitung zur Prüfung der Qualität nach § 80 SGB XI vorschlägt. In dieser Pflegevisite steht der Bewohner im Mittelpunkt. Er soll hier die Möglichkeit erhalten, sich aktiv an seiner Pflege und Betreuung zu beteiligen.

Pflegevisite/ärztliche Visite

Allen vorgestellten Modellen ist gleich, dass die Pflegevisite eine zusätzliche Maßnahme zur ärztlichen Visite im Alltag darstellt. Die Frage ist, warum?
Diese künstliche Trennung kann Ausdruck einer beidseitigen Missachtung sein. Das Ziel einer Visite sollte für beide Berufsgruppen dasselbe sein – eine Evaluierung der entsprechend geplanten und durchgeführten Maßnahmen und eine Weitervermittlung aktueller Erkenntnisse im Beisein des Patienten. Die Einbeziehung des Patienten und dessen Beteiligung stehen dabei im Vordergrund.

Fehlende Diskursfähigkeit der Pflegenden

In der Sozialisation der Ärzte ist dies etwas Selbstverständliches – und für die Pflege?
Kontrolle bzw. eine Darstellung der eigenen Arbeit vor anderen Berufsgruppen ist für viele Pflegende mit negativen Gefühlen verbunden. Eine Darlegung der eigenen Tätigkeiten vor anderen macht vielfach Angst, Angst sich zu blamieren, sich nicht richtig ausdrücken zu können, etwas falsch zu machen usw. Vielfach lässt sich das auf lebensgeschichtliche Erfahrungen zurückführen. Selten haben diese Menschen die Erfahrung gemacht, dass der Austausch, die Überprüfung der eigenen Leistung und auch positive und negative Rückmeldungen für die persönliche und fachliche Weiterentwicklung hilfreich sein können. Selten haben die Mitarbeiter in sozialen Einrichtungen erfahren, dass Kritik leisten und sich der Kritik stellen etwas Privilegiertes sein kann. Gerade die Überprüfung der eigenen Arbeit, der Vergleich zwischen Ist und angestrebtem Soll macht die Ernte der eigenen Saat erst möglich. Erst der Diskurs mit anderen macht eigene Vorstellungen und Meinungen rund und komplex. Findet dieser nicht statt, wird langfristig Frustration bei den Mitarbeitern entstehen – Demotivation ist die Folge, denn lerntheoretisch betrachtet fehlt es an Rückmeldung.

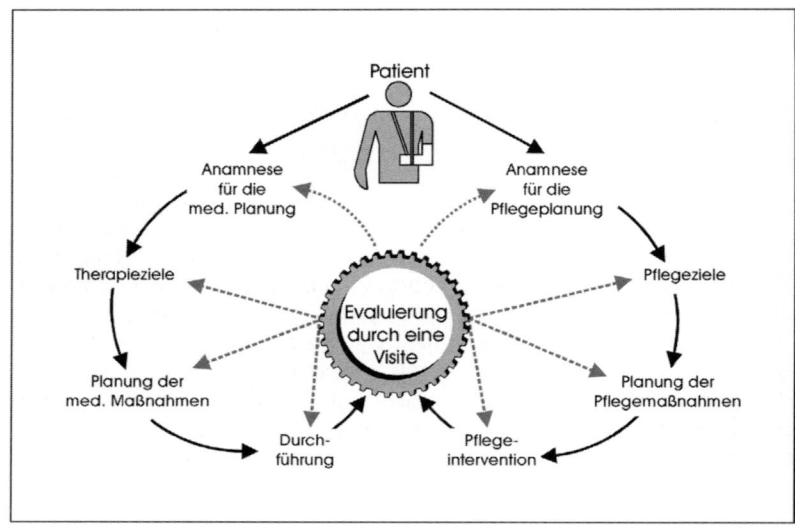

Abb. 1:
Die Visite als eine Möglichkeit der Evaluierung

Die Visite an sich stellt eine Evaluierungsmöglichkeit der geplanten und durchgeführten Interventionen dar sowohl auf ärztlicher als auch auf pflegerischer Seite (siehe Abb. 1). Die Ergebnisse der Evaluierung fließen zurück in die Planung der Maßnahmen beider Berufsgruppen. Denn die Ergebnisse der medizinischen Visite haben Einfluss auf die Planung der pflegerischen Interventionen. Die Ergebnisse der pflegerischen Visite haben demgegenüber auch Einfluss auf die medizinischen Interventionen (siehe Übersicht 2). Die Visite bietet dazu ein Kommunikationsforum, das – wenn es genutzt wird – eine direkte Abstimmung der Maßnahmen ermöglicht. Dadurch wird die Ausrichtung der Tätigkeiten auf den Patienten hervorgehoben.

Evaluierung auf beiden Seiten

Beispiel für den Einfluss pflegerischer Beobachtungen auf ärztliche Interventionen	Beispiel für den Einfluss medizinischer Beobachtungen auf pflegerische Interventionen
Die Pflegepersonen auf einer psychiatrischen Abteilung haben bei einem Patienten beobachtet, dass dieser bei den angebotenen Stationsaktivitäten sehr gut mitmacht. Einfluss auf die medizinische Visite: Reduktion der Medikamente.	Ein Patient soll im Anschluss an einen Krankenhausaufenthalt durch einen ambulanten Pflegedienst betreut werden. Die Ergebnisse der ärztlichen Interventionen haben Einfluss auf die ambulante Pflegeplanung.

Übersicht 2: Beispiele für die gegenseitige Bedingtheit der Interventionen

Eine kollegiale berufsgruppenübergreifend durchgeführte Visite könnte demnach dem Aspekt der Ganzheitlichkeit eine neue Dimension geben. Weitere positive Nebeneffekte wären:

Ganzheitlicher Aspekt

- Das Verständnis der Berufsgruppen untereinander steigt an.
- Die Kommunikation wird verbessert.
- Die Kommunikationswege werden kürzer.
- Die Ziele werden aufeinander abgestimmt. Konflikte werden dadurch reduziert.

Dazu ist es von pflegerischer Seite notwendig, die Abgrenzungsbestrebungen zu Gunsten eines integrierten Ansatzes aufzuweichen. Von ärztlicher Seite gilt es, Akzeptanz zu zeigen und die Wichtigkeit der pflegerischen Maßnahmen zu bekunden. Auf beiden Seiten sollte sich eine Identität unter Annahme der Bedeutung der jeweils anderen Berufsgruppe entwickeln. Die Voraussetzung hierzu wäre auf der Basis der Pflegevisite ideal, ist eine Identitätsbildung doch nur unter der Zurkenntnisnahme des jeweils anderen möglich, da dieses jeweils andere für die eigene Identität den Bezugspunkt darstellt.

Integration und Akzeptanz

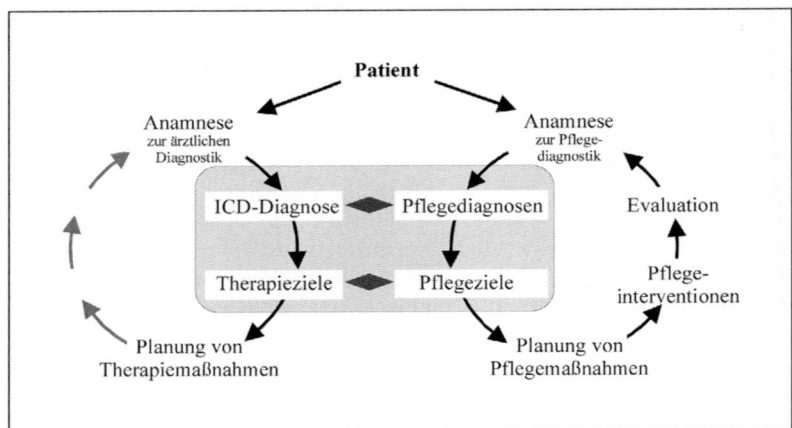

Abb 2:
Darstellung einer
systemischen Visite

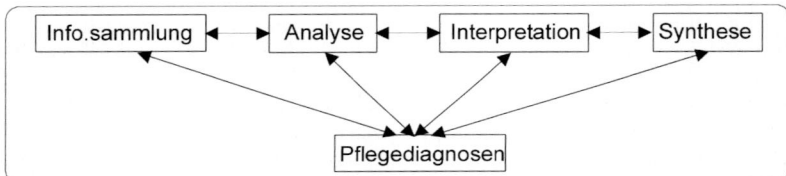

Abb. 3:
Aspekte einer
systemischen Visite

Systemische Visite

Zum Ablauf einer möglichen systemischen Visite kann gesagt werden, dass sie weiterhin in der üblichen Zusammensetzung durchgeführt werden kann. Für gewöhnlich sind die Pflegenden bei der ärztlichen Visite anwesend, so dass hier kein zusätzlicher Aufwand betrieben werden muss (Kerres 1998). Die Alltagsroutine zeigt, dass vielerorts entweder vor der Tür der Patienten bei Bedarf eine kurze Vorbesprechung stattfindet oder im Pflegestützpunkt. Hierbei ist die Pflege in den alten Strukturen der medizinischen Visite immer anwesend gewesen, und sie könnte jetzt darüber hinaus zusätzliche pflegerelevante Themen besprechen. Die Visite am Krankenbett verläuft auf ärztlicher Seite wie gewohnt, die pflegerischen Aspekte werden zusätzlich erörtert. Dazu kann gehören, dass beim Patienten z. B. mehr Bewusstsein für die körperliche Pflege geschaffen werden soll oder prinzipiell die Aktivierung erhöht werden sollte. Eine Nachbesprechung der Inhalte kann entweder im Anschluss an das Gespräch mit dem Patienten erfolgen oder bei der klassischen „Übergabe" des Patienten von Schicht zu Schicht.

Schaffung einer Basis

Eine integrierte Visite, die medizinische und pflegerische Aspekte vereinigt, gilt es zu fördern. Denn hier liegt die Chance, über den Heilungs- und Genesungsprozess des Patienten eine Basis zwischen Ärzteschaft und Pflege herzustellen. Nicht in der Abgrenzung der Berufsgruppen, sondern in einem zielorientierten gemeinsamen Arbeiten wird die Zukunft liegen. Es sollten daher Strukturen geschaf-

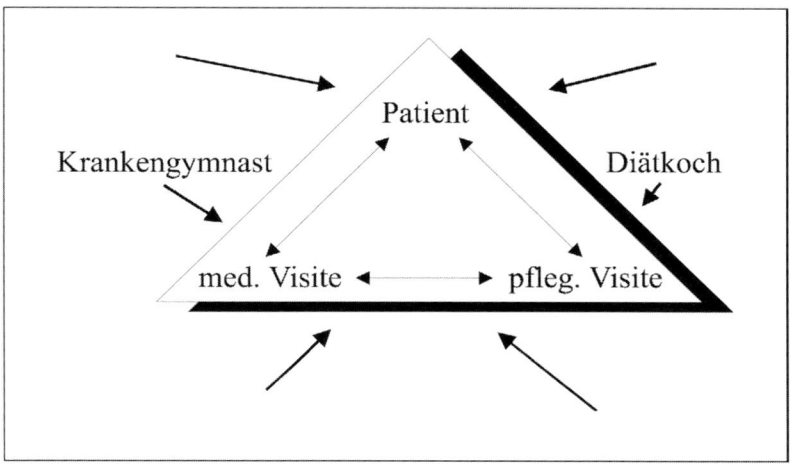

Abb. 4:
Der systemische Ansatz in
der Visite

fen werden, die Raum für einen systemischen Ansatz ermöglichen.
Die Professionalisierung der Pflege – z. B. durch die Einführung von
Pflegevisiten – darf nicht um ihrer selbst willen passieren. Es gilt zu
fragen: Was hat der Patient davon? Wünscht er es überhaupt? Welches
Ziel soll diese Aktion haben? Ist eine patientenbezogene Besprechung
im Sinne einer Balintarbeit nicht sinnvoller? Fragen, die in Zukunft zu
klären sind.

Die Implementierung einer Pflegevisite bzw. einer systemischen Visite
kann und darf nicht als einzelne Maßnahme angesehen werden. Sie
macht nur Sinn, wenn diese im Rahmen eines gesamten Entwick-
lungsprozesses der Berufsgruppen bzw. des Unternehmens zu betrachten ist. Sie ist somit ein Teil eines Organisationsentwicklungs-
prozesses, der u. a. folgende Fragen zu klären hat:

Zielsetzung Gesamt-
konzept

- Welches Ziel soll durch eine systemische Visite/Pflegevisite erreicht
  werden?
- Welches Selbstverständnis haben die beteiligten Berufsgruppen?
- Passt eine systemische Visite/Pflegevisite in das betreffende Pflege-
  leitbild, in die betreffende Pflegetheorie?
- Ist die Maßnahme in ein Gesamtkonzept integriert? Werden entsprechende Fortbildungen für die Mitarbeiter angeboten?

7.2 Die systemische Visite als Qualitätsmanagementinstrument

Sowenig eine systemische Visite als einzelne Maßnahme betrachtet werden darf, sowenig ist sie eine Maßnahme Einzelner. Vielmehr bietet sie, wie aufgezeigt, eine hervorragende Möglichkeit, die unterschiedlichen Berufsgruppen miteinander zu verknüpfen. Sie bildet also eine Schnittstelle insbesondere zwischen Arzt und Pflegeperson. An dieser Stelle wird die Visite zu einem Instrument des Qualitätsmanagements.

Erreichung von Synergien

Qualitätsmanagement zu reduzieren auf einen einfachen Beitrag zur Evaluation wäre eine prekäre Verkürzung der tatsächlichen Möglichkeiten. Weit über diese Möglichkeit hinausgehend, müssen die unterschiedlichen Leistungserbringer möglichst genau aufeinander abgestimmt und Synergieeffekte erzielt werden. Diese Überlegung geht davon aus, dass Mängel an dieser Stelle und Reibungsverluste zwischen unterschiedlichen Abteilungen wesentliche Qualitätsmängel verursachen. Ein Instrument, das eine Reduktion dieser Reibungsverluste fördert, ist im Sinne des Qualitätsmanagements von höchster Bedeutung.

Die Überprüfung der Wirksamkeit einer solchen Maßnahme könnte sich an folgenden Leitfragen orientieren:

Hinweis:
- Findet eine Abstimmung zwischen Pflege und Medizin im Rahmen der Visite statt?
- Nutzen Pflegende und Ärzte die Visite gleichermaßen, um sich über den Informationsstand der jeweils anderen Profession kundig zu machen?
- Welche gemeinschaftlichen Ergebnisse konnten erzielt werden?
- Wie unterscheiden sich die gemeinschaftlichen Ergebnisse von den Einzelergebnissen?
- Woran können Synergieeffekte konkret erkannt werden?
- Wie ist das Verhältnis von Ergebnis und Aufwand?

7.3 Literatur

Fischer, H. (1997): Pflegevisiten im Intensivbereich: Der Patient steht im Mittelpunkt. In: Pflegezeitschrift 6/97, S. 321–324.
Galler, R. (1996): Pflegevisite: Der Patient wird aktiv an der Pflege beteiligt. In: Pflegezeitschrift 7/96, S. 457–459.
Kerres, A. (1998): Die Pflegevisite. In: Heilberufe 7/98, S. 35–38.

Kerres, A./Hollick, J. (1998): Medizinische Fachinformationen für die Pflege.

Mogendorf, J. (1998): Pflegevisiten. In: Bleses, H. (Hrsg.): Das Pflegekonzept des ST. Elisabeth Krankenhauses Mayen GmbH. Pflege Dokumentation. Pflegezeitschrift 2/98.

Uhde, A. (1996): Die Pflegevisite als Instrument des Pflegemanagements. In: PflegeManagement 1/96, S. 8–11.

Stichwortverzeichnis

Fachliteratur Pflege

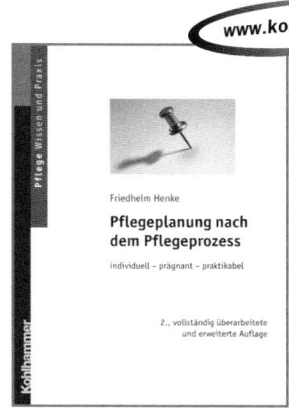

www.kohlhammer.de

Friedhelm Henke

Pflegeplanung nach dem Pflegeprozess

Individuell – prägnant – praktikabel
2., vollst. überarb. und erw. Aufl. 2003
180 Seiten, 38 Abb., 7 Übers.
sowie Tabellen und Arbeitsblätter. Kart.
€ 15,–
ISBN 3-17-017476-2
Pflege Wissen und Praxis

Die Pflegeplanung ist gesetzlich vorgeschrieben und bildet die Grundlage einer geplanten, zielorientierten und nachvollziehbaren Pflege unter Berücksichtigung der Individualität des Menschen.
Auch die 2., vollständig überarbeitete und erweiterte Auflage bietet eine effiziente Hilfe für die Umsetzung der Pflegeplanung in die Praxis. Zudem umfasst der Titel auch verwandte Themen wie den aktuellen gesetzlichen Hintergrund, Leitbildorientierungen, Pflegestandards, Qualitätssicherung, DRGs, Zeitkorridore, PLAISIR u.v.m.
Zahlreiche prägnante Arbeitsblätter mit Lösungsvorschlägen sowie klar nachvollziehbare, am Pflegeprozess orientierte Pflegeplanungsbeispiele nach den ATLs und AEDLs, motivieren zur praktischen Umsetzung einer individuellen Pflegeplanung.

Der Autor:
Friedhelm Henke, Krankenpfleger und Lehrer für Pflegeberufe, ist am IWK (Institut für Weiterbildung in der Kranken- und Altenpflege) der Deutschen Angestellten Akademie in Gütersloh tätig.

W. Kohlhammer GmbH · Verlag für Krankenhaus und Pflege
70549 Stuttgart · Tel. 0711/7863 - 7280 · Fax 0711/7863 - 8430